LiSAコレクション

症例で学ぶ
周術期の
凝固・線溶の
管理

編集 香取信之
慶應義塾大学医学部 麻酔学教室

メディカル・サイエンス・インターナショナル

LiSA Collection

Clinical management of coagulation and fibrinolysis in perioperative setting
First Edition
by Nobuyuki Katori, M.D.

© 2015 by Medical Sciences International, Ltd., Tokyo
All rights reserved.
ISBN 978-4-89592-830-4

Printed and Bound in Japan

はじめに

　日本麻酔科学会による偶発症例調査（2009～2011年，粗集計）では，死亡の転帰をたどった偶発症の原因として最も多かったのは，術前合併症としての出血性ショック（26.2％）であり，次いで手術が原因の大量出血（16.8％）と報告されている。両者で死亡原因の約4割を占めており，明らかに群を抜いている。周術期の出血コントロールは患者の予後を左右する重要な課題であり，麻酔科医には患者の循環維持とともに，速やかに止血をはかることが求められる。かつて，大量出血への対応は循環維持を優先した赤血球液の投与が主流であり，血液凝固異常に対する治療はあまり重要視されていなかった。しかし近年，大量出血症例で生じる血液凝固障害の病態が徐々に明らかになり，2013年には欧州麻酔科学会から大量出血症例における治療ガイドラインも公表された。日本においても，周術期血液凝固障害への関心が高まっているが，その診断と治療に関して，十分な情報が普及しているとは言い難い。

　大量出血と周術期血液凝固障害の治療に際しては，①血液凝固障害の病態に関する正しい知識をもっていること，②行うべき適切な検査を理解していること，③治療とその副作用・合併症に関する正しい知識をもっていること，が求められる。しかし，血液の凝固・線溶メカニズムには，多くの因子が複雑に関与しているため，理解しにくい。凝固カスケードを見ただけで敬遠してしまう医師も少なくないだろう。だからといって，本書も含めた血液凝固に関する書籍で，凝固カスケードを始めとする上記の基本的な内容を避けて通ることは，残念ながら，できない。そこで本書は，血液凝固・線溶の基礎的な内容だけに終始するのではなく，その基礎知識をいかに活用するかを述べることに重点をおいた。誰もが臨床で遭遇し得る急性期血液凝固障害症例をベースとして，どのように診断し，どのように考えて治療を進めるか，できる限り具体的な実践を述べている。

　止血困難は日常的に遭遇し得る病態であり，患者の命は傍らにいる麻酔科医にかかっている。本書が，出血と闘う医師の一助になれば幸いである。

　　2015年9月

　　　　　　　　　　　　　　　　　　　　　　　　　　　　　　　　　　　香取　信之

編　集

香取 信之
慶應義塾大学医学部 麻酔学教室

執　筆（掲載順）

香取 信之
慶應義塾大学医学部 麻酔学教室

平﨑 裕二
東京女子医科大学 麻酔科学教室

村田 希吉
東京医科歯科大学医学部附属病院 救命救急センター

山浦 健
福岡大学医学部 麻酔科学講座

中山 力恒
京都府立医科大学 麻酔科学教室

中嶋 康文
関西医科大学 麻酔科学講座

小川 覚
京都府立医科大学 麻酔科学教室

山田 高成
慶應義塾大学医学部 麻酔学教室

森 庸介
順天堂大学医学部 麻酔科学・ペインクリニック講座

角倉 弘行
順天堂大学医学部 麻酔科学・ペインクリニック講座

和田 剛志
北海道大学大学院医学研究科 救急医学分野

症例で学ぶ周術期の凝固・線溶の管理 ● 目 次

はじめに iii

総 論 .... 香取 信之　1

総論 1　生体内血液凝固の考え方
凝固機能検査は止血能の一部を評価しているにすぎないことを理解する　　3

総論 2　血液凝固・線溶系の検査
検体検査はあくまでも ex vivo であり，生体内の機能を正確には評価していない　　11

総論 3　周術期の凝固・線溶系と point-of-care モニター
各施設の環境に合わせた理論的治療アルゴリズムを構築する　　15

総論 4　血液製剤の種類と適応
保存温度，保存方法，有効期間は，製剤ごとに異なるため，管理には注意する　　25

症例，その前に .... 香取 信之　29

症例，その前に 1　輸血療法に関するガイドライン
最新知見を反映したガイドラインが求められている　　31

症例，その前に 2　出血治療に用いる血液製剤および血漿分画製剤とその薬価
きめ細かな治療戦略でコスト減をはかる　　35

症例，その前に 3　輸血用血液製剤と輸液の混合について
混合・混注が可能になるのは生理食塩液だけ　　41

症例検討 ……………………………………………………………… **45**

症例 1　ワルファリン内服患者の脳出血
　　　　術中の出血に対しては，血液の量と質を同時に評価して対処する　　　　47
　　　　　　　　　　　　　　　　　　　　　　　　　　　　　　　　　　　平﨑 裕二

症例 2　肝損傷
　　　　解剖学的回復よりも生理学的回復を優先するダメージコントロール手術　　61
　　　　　　　　　　　　　　　　　　　　　　　　　　　　　　　　　　　村田 希吉

症例 3　肝移植
　　　　術前から回復期まで，血液凝固・線溶系はダイナミックに変化する　　　71
　　　　　　　　　　　　　　　　　　　　　　　　　　　　　　　　　　　山浦　健

症例 4　抗血小板薬内服患者の腹部大動脈瘤人工血管置換術
　　　　止血のための輸血療法は，"必要なものを必要最小限だけ補う" がコンセプト　79
　　　　　　　　　　　　　　　　　　　　　　　　　　　　　　中山 力恒・中嶋 康文

症例 5　人工心肺離脱後の止血困難
　　　　凝るべからず，学べば則ち固ならず　　　　　　　　　　　　　　　　93
　　　　　　　　　　　　　　　　　　　　　　　　　　　　　　　　　　　小川　覚

症例 6　同種血輸血拒否患者の脊椎側彎症手術
　　　　輸血できない患者のための周術期管理　　　　　　　　　　　　　　　103
　　　　　　　　　　　　　　　　　　　　　　　　　　　　　　　　　　　山田 高成

症例 7　産褥出血
　　　　戦略的対応で産科 DIC から妊婦を救え！　　　　　　　　　　　　　111
　　　　　　　　　　　　　　　　　　　　　　　　　　　　　　森　庸介・角倉 弘行

症例 8　感染由来の播種性血管内凝固症候群
　　　　敗血症性 DIC は immunothrombosis が制御不能になった状態　　　　121
　　　　　　　　　　　　　　　　　　　　　　　　　　　　　　　　　　　和田 剛志

索　引 …………………………………………………………………………………… 133

注 意

本書に記載した情報に関しては，正確を期し，一般臨床で広く受け入れられている方法を記載するよう注意を払った。しかしながら，著者ならびに出版社は，本書の情報を用いた結果生じたいかなる不都合に対しても責任を負うものではない。本書の内容の特定な状況への適用に関しての責任は，医師各自のうちにある。

著者ならびに出版社は，本書に記載した薬物の選択・用量については，出版時の最新の推奨，および臨床状況にもとづいていることを確認するよう努力を払っている。しかし，医学は日進月歩で進んでおり，政府の規制は変わり，薬物療法や薬物反応に関する情報は常に変化している。読者は，薬物の使用にあたっては個々の薬物の添付文書を参照し，適応，用量，付加された注意・警告に関する変化を常に確認することを怠ってはならない。これは，推奨された薬物が新しいものであったり，汎用されるものではない場合に，特に重要である。

総論

総論 1

生体内血液凝固の考え方

凝固機能検査は止血能の一部を評価しているにすぎないことを理解する

われわれ麻酔科医が患者の凝固能について考えるとき，多くが止血目的である。実際，本書の中心部分である症例検討の多くは，いかに出血をコントロールするかをテーマにしている。

一般に，「凝固能」は凝固カスケードの下流にあるトロンビンやフィブリンの産生能をさすが，これだけで「止血能」を語るのは不十分である。止血機序には，多くの凝固因子，線溶因子，さらに血小板などの細胞因子などが複雑に関与している。周術期の出血治療には，これらの理解が必要である。

■ 血液凝固カスケードと凝固因子

血液凝固というと，多くの教科書に必ず出てくるのが図1に示す凝固カスケードである。この凝固カスケードでは，第XII因子と第VII因子がそれぞれ活性化され，下流の凝固因子をつぎつぎと活性化していくことで，最終的にフィブリン産生に至る。この反応は，下流に進むほど増幅され，1分子の第XI因子が活性化されると12万分子のトロンビンが産生される（図2）。

◎ 内因系（接触活性経路）と外因系（組織因子経路）

凝固因子には第I因子（フィブリノゲン）から第XIII因子まである。第XII因子を起点とする経路を内因系（経路）intrinsic pathway，第VII因子を起点とする経路を外因系（経路）extrinsic pathwayとよぶ。また，第XII因子は陰性電荷を帯びた異物との接触などで活性化することから，内因系を接触活性（経路）contact activation pathwayとよび，外因系は第VII因子と組織因子の複合体形成を起点とすることから組織因子（経路）tissue factor pathwayともよぶ。どちらの経路から凝固系が活性化しても，第X因子を活性化 activated（a）し，活性型第X因子（FXa）と活性型第V因子（FVa）の複合体がプロトロンビンをトロンビンへと

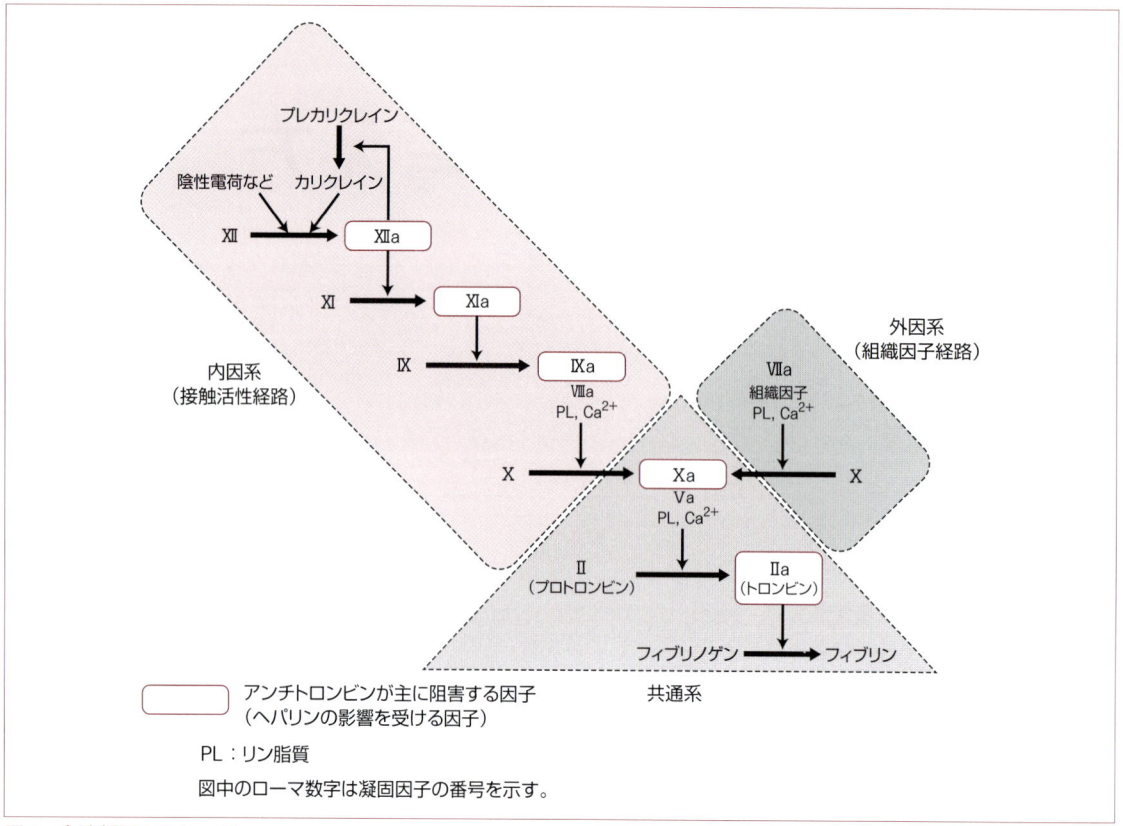

図1 血液凝固カスケード
内因系（接触活性経路）は，陰性電荷を帯びた異物（ガラスやセライトなど）との接触で活性化した第XII因子（XII）から始まり，第XI因子（XI），第IX因子（IX）の活性化を経て第X因子（X）を活性化する。
外因系（組織因子経路）は活性型第VII因子（VIIa）と組織因子の複合体が直接Xを活性化する。
それぞれの経路によって活性化された第X因子（Xa）は活性型第V因子（Va）とともに複合体を形成してプロトロンビンをトロンビンへと変化させる。トロンビンはフィブリノゲンをフィブリンへと変化させ，血液の粘稠度は上昇する。

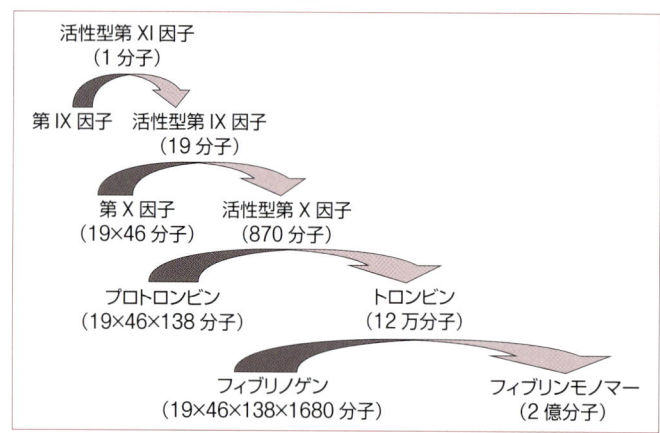

図2 凝固系活性化の増幅反応
1分子の第XI因子の活性化によって，最終物質であるフィブリンは2億分子が生じる。凝固系の活性化では下流に存在する因子ほど多く消費される。

変化させ，トロンビンはフィブリノゲンをフィブリンへと変化させるので，第X因子以下の反応を共通系（経路）common pathway とよんでいる。

◎ **プロトロンビン時間と活性化部分トロンボプラスチン時間**

この血液凝固経路の凝固活性を評価するための検査として，プロトロンビン時間 prothrombin time（PT）と活性化部分トロンボプラスチン時間 activated partial thromboplastin time（APTT）があり，それぞれ組織因子経路と接触活性経路の凝固活性に対応する。

一般的な血液凝固検査であるPTとAPTTは，検体血液を遠心分離して血漿

経路	疾患名	発症頻度	PT	APTT	出血症状の程度
A	第XII因子欠乏症	100万人に1人	正常	延長	無症状
A	第XI因子欠乏症	100万人に1人	正常	延長	多くは無症状，手術・外傷後の出血
A	第IX因子欠乏症（血友病B）	50万人に1人	正常	延長	症状は因子活性と相関，重症出血が多い
A	第VIII因子欠乏症（血友病A）	50万人に1人	正常	延長	
B	第VII因子欠乏症	50万人に1人	延長	正常	比較的軽症，活性と症状は相関せず
C	第X因子欠乏症	50万人に1人	延長	延長	活性と症状は相関，活性<1%では重症出血
C	第V因子欠乏症	100万人に1人	延長	延長	比較的軽症
C	プロトロンビン（第II因子）欠乏症	200万人に1人	延長	延長	重症例も多いが異常症では無症状も
C	フィブリノゲン欠乏・異常症	不明	延長	延長	約25％は異常出血だが，約15％は血栓症
	第XIII因子欠乏症	100〜500万人に1人	正常	正常	自然出血は少なく止血後の後出血

Aは接触活性経路の凝固因子，Bは組織因子経路の凝固因子，Cは共通系の凝固因子。

表1 先天性凝固因子欠乏症と血液凝固検査

成分だけを取り出し，試薬を加えてフィブリン産生までの時間を測定する検査である（総論2，11ページ参照）。先天性凝固因子欠乏症では図1の凝固カスケードに従って，PTとAPTTは異常値を示す（**表1**）。

単独の先天性凝固因子欠乏症のスクリーニング検査としては，PTとAPTTは有用だが，すべての凝固因子欠乏症患者が出血症状をきたすわけではなく，臨床的にはとんど出血しない凝固因子欠乏症もある。また，多くの凝固因子欠乏症では凝固因子の活性低下の程度と出血症状は必ずしも相関しない。第XIII因子欠乏症では，PTとAPTTは正常なのにもかかわらず，実際には重篤な出血症状をきたすことがある。これらを考え合わせると，生体内では本当に凝固カスケードに従って止血機構が働いているのであろうか，という疑問が生じる。

■血管損傷部位での止血機序

上記の凝固カスケードは先天性凝固因子欠乏・異常症の診断法を開発する過程でまとめられた概念であり，PTとAPTTの結果と合致するのは当然といえる[1]。それに対し，生体内での止血機序をより反映すると考えられているのがcell-based modelとよばれる凝固モデルである[2]。このモデルでは，細胞表面に発現している組織因子が凝固因子活性化の起点となる。凝固因子だけでフィブリン産生に至るのではなく，血小板などの細胞因子と液性因子である凝固因子が連携して止血に至る機序が提示されている（**図3**）。

◉cell-based modelとは

外傷によって血管が傷つくと血管内皮細胞が脱落し，血管内皮下に存在する組織因子提示細胞（線維芽細胞など）と血液が接触し，血中を流れる活性型第VII因子 activated factor VII（FVIIa）と組織因子 tissue factor（TF）が複合体を形成する。この複合体は第X因子（FX）を活性化させトロンビン産生に至るが，FVIIaによるFXの活性化は組織因子経路インヒビター tissue factor pathway inhibitor（TFPI）によって阻害され，止血に必要なフィブリン産生には至らない。このままでは止血できないが，ここで生じたトロンビンは少量ではあるもののこの後に続く凝固因子の活性化に重要な役割を果たす。

上記の反応とほぼ同時に，血管内皮下や血管外組織に存在するコラーゲンに血中のvon Willebrand因子（vWF）が接着する。血小板は血小板膜表面に存在する糖タンパ

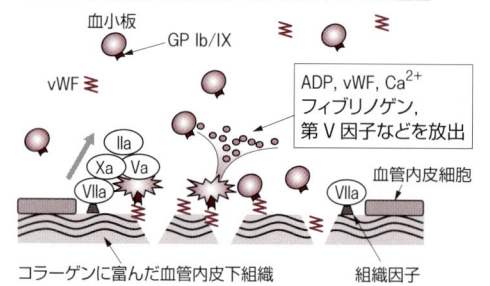

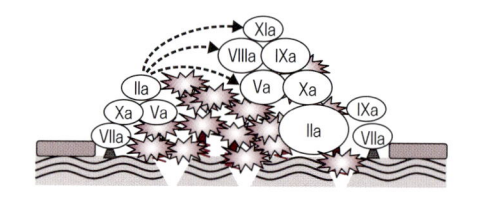

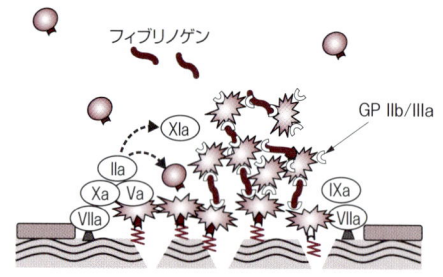

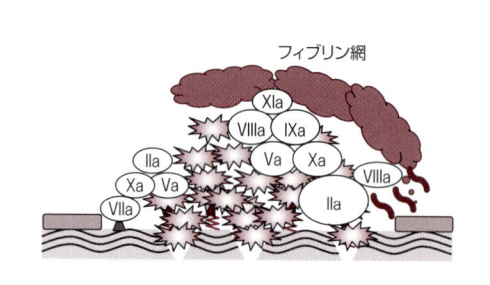

図3 cell-based modelに基づく血管損傷部位での止血機序

A：血管損傷部位に露出されたコラーゲンにvon Willebrand因子（vWF）が結合し，血小板が膜表面糖タンパクのGP Ib/IXを介して血管損傷部位に粘着する．粘着した血小板は変形・活性化し，細胞内顆粒を放出する．同時に血管損傷部位に露出した組織因子と活性型第VII因子（VIIa）が複合体を形成し，トロンビンの産生を促す．ADP：アデノシン二リン酸．
B：活性化した血小板の膜表面にGP IIb/IIIaが発現し，活性化血小板はフィブリノゲンを介して凝集することで一次血栓を作る．組織因子-VIIa複合体によるトロンビン産生はTFPI（組織因子経路インヒビター）によって阻害されるため，フィブリンを産生するほどのトロンビンはできないが，このトロンビンは周囲の血小板を活性化し，同時に第V，VIII，XI因子（V，VIII，XI）を活性化させる．
C：活性型第XI因子（XIa）は第IX因子（IX）を活性化し，内因系活性経路に従って大量のトロンビン産生が生じる．第X因子（X），トロンビンの活性化はリン脂質の存在で増強されるが，凝集した血小板がリン脂質の供給源となることで，効率的にトロンビン産生が進む．
D：トロンビンはフィブリノゲンをフィブリンに変化させる．生じたフィブリンモノマーはフィブリンポリマーとなるが，トロンビンによって活性化した第XIII因子（XIIIa）によって架橋構造を形成することで強固なフィブリン網となる．

ク glycoprotein（GP）Ib/IXを介してvWFに結合することで血管損傷部位に粘着する（図3A）．

損傷部位に粘着した血小板は変形・活性化し，トロンボキサンを産生するとともに細胞内顆粒からアデノシン二リン酸 adenosine diphosphate（ADP），フィブリノゲンなどを放出して，周囲の血小板を活性化させる．活性化血小板の表面にはフィブリノゲンやフィブリンと親和性の高いGP IIb/IIIaが発現し，血管損傷部位には血中のフィブリノゲンを介して血小板が凝集する．さらに，凝集した血小板の付近には前述したTFとFVIIaによって生じたトロンビンが存在するので，このトロンビンが血小板の活性化を増幅する．血管損傷部位に凝集した血小板血栓は一次血栓とよばれるが，フィブリノゲンを介して集まった血小板の凝集塊なので脆弱であり，まだ十分な止血には至らない（図3B）．

ここでTFを介して生じたトロンビンが重要な働きをする．このトロンビンは血管損傷部位の血小板を活性化するだけではなく，周囲の第V因子（FV，血小板からも放出される），第VIII因子（FVIII），第XI因子（FXI）を活性化する（FVa，FVIIIa，FXIa）．FXIaは第IX因子（FIX）を活性化し（FIXa，TF-FVIIa複合体によっても活性化する），

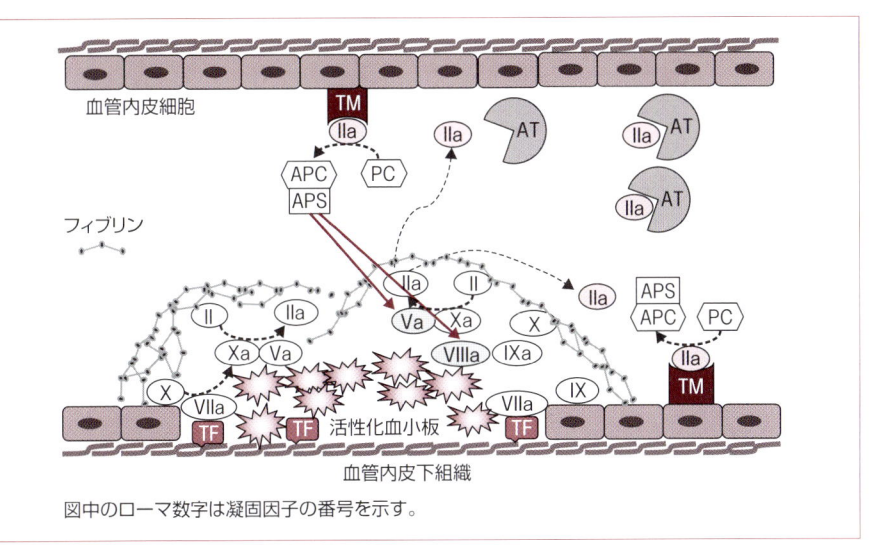

図4　血管損傷部位でのトロンビンの制御
止血血栓形成部位から遊離し，液相中に移行したトロンビン（IIa）はアンチトロンビン（AT）やトロンボモジュリン（TM）によって不活化される。トロンボモジュリンと結合したトロンビンはプロテインC（PC）を活性化し，活性化プロテインC（APC）はプロテインS（PS）と複合体を形成し，活性型第V因子（Va）および活性型第VIII因子（VIIIa）を不活化して，凝固反応を抑制する。
TF：組織因子。

FIXaはFVIIIaと複合体を形成してFXを活性化する（FXa）。FXaはリン脂質の存在で増強されるが，血管損傷部位には血小板が凝集しているので血小板の細胞膜がリン脂質を提供とする場となり，凝固反応は増幅する。FXaはFVaと複合体を作り，血小板膜上でトロンビンを産生する。図2のように，1分子のFIXaは結果的に12万分子という大量のトロンビンを生じ，このトロンビンがフィブリノゲンをフィブリンへと変化させる（図3C）。

この段階で生じるフィブリンはまだ脆弱だが，トロンビンによって活性化した第XIII因子（FXIIIa）によってフィブリンポリマーとなり架橋構造を形成し，強固なフィブリン網となる（図3D）。さらに，FXIIIaはフィブリン分解酵素のプラスミンを阻害する線溶制御因子であるα_2プラスミンインヒビターα_2 plasmin inhibitor（α_2–PI）をフィブリン分子上に結合させ，止血血栓の線溶に対する抵抗性を高める。事ここに至って，ようやく止血血栓は完成する。

凝固系の抑制
——トロンビン活性の制御

トロンビンは，止血に必須のフィブリン産生には欠かせない物質だが，凝固系の活性化だけではなく，炎症亢進など，さまざまな生理活性をもつため，できる限り血管損傷部位に局在させる必要がある。血中に大量のトロンビンが放出されると，血管損傷の有無とは関係なく，血管内のあらゆるところで血小板や凝固因子が活性化し病的血栓を生じ，播種性血管内凝固 disseminated intravascular coagulation（DIC）となる。そのため，体内にはトロンビン活性を制御する凝固抑制系が存在しており，特に重要なのがアンチトロンビンとトロンボモジュリンである。

◎アンチトロンビン

アンチトロンビンは主に肝臓で合成される分子量58 kDaの糖タンパクであり，トロンビン以外にもFVIIa（TFとの複合体），FIXa，FXa，FXIa，FXIIaなどを阻害してトロンビンの産生を抑制する。この作用は，

ヘパリンなどのグリコサミノグリカンの存在で増強し，トロンビンおよびその生成過程を強力に抑制する（図1参照）。

◎トロンボモジュリン

トロンボモジュリンは血管内皮細胞上に存在するトロンビン受容体であり，液相中のトロンビンがトロンボモジュリンに結合するとトロンビンは凝固活性を失う。また，トロンビンと結合したトロンボモジュリンはプロテインCを活性化し，活性化プロテインCはプロテインSと複合体を形成してFVa，FⅧaを阻害することで凝固系の活性化にネガティブフィードバックをかける。

これらの凝固抑制因子は血管損傷部位で活性化したトロンビンは阻害せず，血管損傷部位から遊離したトロンビンの活性を抑制することで，体内で無秩序に凝固系が活性化するのを制御している（図4）。

■線溶系の活性化
──プラスミンの産生

出血治療では，凝固系だけではなく線溶系についても知っておく必要がある。線溶系は血栓閉塞した血管の再疎通に必要な生理的機構ではあるが，急性期には止血血栓形成と線溶のバランスが破綻し，止血血栓の分解による止血困難をきたすこともある。

線溶とは「線維素溶解」の略であり，プラスミンによるフィブリンの分解を表す。プラスミンは，その前駆体であるプラスミノゲンがカリクレインやプラスミノゲンアクチベーター（PA）による限定分解を受けて活性化した物質であり，フィブリンやフィブリノゲンを分解する。

PAには組織型PA（tPA）やウロキナーゼ型PA（uPA）などが存在する。一般には，tPAがプラスミン産生に大きく関与しているが，tPAによるプラスミノゲンの活性化は効率が悪く，循環血液中でプラスミンが産生することはほとんどない。しかし，

プラスミノゲンとtPAは，いずれもフィブリン分子中に存在するリジンに対して高い親和性のあるリジン結合部位 lysine binding site（LBS）をもっている。したがって，体内でフィブリン塊，すなわち血栓が形成されると，フィブリン分子上にプラスミノゲンとtPAが結合し，十分な距離に近づくため効率よくプラスミンを産生することが可能となる。また，この反応がフィブリン分子上で起きることは，フィブリンを分解するうえで効率的といえる。

■線溶系の抑制
──プラスミンの制御

生体内には線溶系を抑制する因子として，プラスミノゲンアクチベーターインヒビター（PAI），α_2プラスミンインヒビター（α_2-PI）やトロンビン活性化線溶インヒビター thrombin activatable fibrinolysis inhibitor（TAFI）などが存在する。PAIはtPAのフィブリン結合部位を阻害して液相中のtPAを失活させ，プラスミノゲンからプラスミンへの変換を抑制する。α_2-PIはLBSを介してプラスミンに結合し，血栓形成部位から遊離した液相中のプラスミンを失活させる。また，FⅩⅢaによってフィブリン分子上に結合したα_2-PIはフィブリン分子に結合しようとするプラスミノゲンに結合してプラスミン産生を阻害し，結果としてプラスミンによって分解されることを抑制する。

線溶制御はプラスミン産生を抑制するPAIと，プラスミン自体を阻害するα_2-PIという二段構えの機構である。したがって，生理的条件では液相中でプラスミン活性が上昇することはなく，プラスミンによるフィブリン分解が病的となるか否かは線溶制御因子とのバランスに依存する。周術期異常線溶の多くは，プラスミン活性に対しα_2-PI活性が低下した状態（大量出血や大動脈瘤手術，重症肝疾患など）で生じ，相対的にプラスミン活性が優位になるため，

フィブリン（フィブリノゲン）分解から出血傾向となる。また，α_2-PI活性が正常であってもプラスミン産生が異常亢進した状態（外的tPA投与やtPA産生腫瘍など）では，フィブリノゲンの分解によって出血傾向となる。

■ 生体内の血液凝固

いわゆる「凝固能」は，トロンビン産生能またはフィブリン産生能をさすことが多い。一方，周術期に重要となるのは止血能である。止血能には，①凝固因子（フィブリン産生能），②細胞因子（血小板の数や機能，赤血球など），③線溶因子，④血管因子（血管内皮の変化や血管の物理的損傷度）といった複数の要因が関与している。凝固能と止血能は必ずしも同義ではなく，PTとAPTTを代表とする凝固能検査は止血能の一部を評価しているにすぎない。止血能には①〜④の因子に加え，それぞれの制御因子も大きく関与しており，ある一つの検査だけで止血能を評価することは困難である。

（香取　信之）

文　献

1. Davie EW. A brief historical review of the waterfall/cascade of blood coagulation. J Biol Chem 2003 ; 278 : 50819-32.
2. Hoffman M, Monroe DM 3rd. A cell-based model of hemostasis. Thromb Haemost 2001 ; 85 : 958-65.

総論 2

血液凝固・線溶系の検査

検体検査はあくまでも *ex vivo* であり，生体内の機能を正確には評価していない

血液凝固・線溶には多くの因子が複雑に関与しているため，検査の種類は非常に多い。通常の臨床で行う凝固検査としては，血小板数，凝固因子活性や濃度といった個々の因子の定量検査のほか，血小板凝集能などの機能検査，トロンビンやフィブリンなど凝固カスケードの下流に位置する物質の産生量と産生までの時間を測定する検査（PT，APTT などが含まれる）などがある。

しかし，いずれの検査も生体外の検体検査であり，その結果は生体内での凝固・止血能を正確に反映するわけではない。検査の原理を理解し，ほとんどの検査が凝固または線溶過程の一部だけを評価しているにすぎないと認識することは，検査結果から病態を評価するうえで重要である。通常の診療で行う代表的な検査には以下が挙げられる（表1）。

■ 凝固系検査

◎プロトロンビン時間（PT）

PT はクエン酸で抗凝固（容量比で血液9：クエン酸液1）した血漿に動物組織から抽出した組織トロンボプラスチン（組織因子とリン脂質を含む）とカルシウムを加えて，フィブリン析出までの時間を測定する。PT は時間（秒）や活性値（%）で表示するが，製造業者によって組織トロンボプラスチンの成分が異なるため，同じ検体でも試薬の違いによって結果が異なる場合がある。そこで，国際標準としてプロトロンビン時間国際標準化比 international normalized ratio（PT-INR）で結果を評価するのが一般的である。

PT は組織因子経路にかかわる因子（フィブリノゲン，第Ⅱ，Ⅴ，Ⅶ，Ⅹ因子）の先天性または後天性異常・減少，これらの因子の阻害薬の投与によって延長する。ワルファリンはビタミン K 依存性凝固因子である第Ⅱ，Ⅶ，Ⅸ，Ⅹ因子の産生を阻害するため，PT はワルファリンの効果を反映する。したがって，ワルファリン内服時は PT-INR を指標として投与量の調節が行われる。

検査名	略称	検体採取法 保存法	基準値	後天的に異常値を示す疾患・病態 減少または短縮	後天的に異常値を示す疾患・病態 増加または延長
プロトロンビン時間国際標準化比	PT-INR	クエン酸採血管 常温*	0.85〜1.15		ワルファリン，DIC，大量出血，肝不全など
活性化部分トロンボプラスチン時間	APTT	クエン酸採血管 常温*	25〜35秒		ヘパリン，DIC，大量出血など
活性凝固時間	ACT	抗凝固せず，採血後直ちに測定	90〜140秒		ヘパリン，DIC，大量出血，高度の血小板減少など
フィブリノゲン	FNG	クエン酸採血管 常温*	150〜350 mg/dL	大量出血，DIC，肝不全など	妊娠，高齢者，全身性炎症など
アンチトロンビン活性	AT	クエン酸採血管 常温*	80〜130 %	大量出血，DIC，肝不全など	
フィブリン/フィブリノゲン分解産物	FDP	トロンビン・抗プラスミン剤入り専用採血管，常温*	5 μg/mL 以下（ラテックス免疫比濁法）		DIC，血栓症，術後，妊娠，線溶療法，大動脈瘤，感染など
D-ダイマー	DD	クエン酸採血管 速やかに血漿分離*	1 μg/mL 以下（ラテックス免疫比濁法）		
プラスミン-α₂プラスミンインヒビター複合体	PIC	クエン酸採血管*	0.8 μg/mL 以下（ラテックス凝集法）		DIC，線溶療法など

*：院内検査の場合は常温保存，外部検査であれば分離血漿を冷凍保存。
DIC：播種性血管内凝固。

表1 血液凝固・線溶系で行われる主な検査

◎活性化部分トロンボプラスチン時間（APTT）

APTTはクエン酸で抗凝固させた血漿に動物組織から抽出した部分トロンボプラスチン（組織因子を除去したリン脂質成分）とカルシウム，陰性帯電物質であるセライトやカオリン，エラジン酸などを加えて，フィブリン析出までの時間を測定する。測定値は試薬製造業者によって異なるが，おおむね25〜35秒程度が基準値とされる。

APTTは接触活性経路にかかわる因子（フィブリノゲン，第Ⅱ，Ⅴ，Ⅷ，Ⅸ，Ⅹ，Ⅺ，Ⅻ因子，プレカリクレイン，高分子キニノーゲン）の先天性または後天性異常や減少によって延長する（4ページの図1参照）。第Ⅷ因子または第Ⅸ因子の異常によって発症する血友病A，血友病Bは，APTTが延長する典型的な疾患である。また，未分画ヘパリンはアンチトロンビンを介してAPTTを延長させる。

感度が比較的よいため，未分画ヘパリン投与時の用量モニターとしてAPTTが用いられるが，人工心肺を使用する心臓外科手術などでの高用量投与では，APTTは振り切れてしまう（多くの施設で150秒以上は測定不能）。ワルファリンのヘパリンブリッジや静脈血栓症予防に対する持続静脈投与などでの抗凝固評価に適している。

◎活性凝固時間 activated clotting time（ACT）

ACTは高用量ヘパリンの用量モニタリングを主な目的としている。ヘパリンだけではなく低体温や血液希釈，アプロチニンやナファモスタットなどのセリンプロテアーゼ阻害薬によっても影響を受けることが知られている。

臨床使用される測定器械は数種類あるが，いずれも比較的小型で移動可能なので，ベッドサイドでも施行できる。心臓外科手術や透析などで未分画ヘパリンの抗凝固モニターとして使用されているが，測定機器や活性化薬によって測定値が大きく異なることが知られており，測定値のばらつきは比較的大きい。また，低用量ヘパリンに対しての感度は低く，測定誤差が大きいため，

低用量ヘパリンのモニタリングにはAPTTを用いるべきである。

◉フィブリノゲン fibrinogen

フィブリノゲンは，凝固反応の最終産物であるフィブリンの前駆体であり，フィブリノゲンの異常・減少は止血血栓形成不全による止血困難をきたす。フィブリノゲンの測定法としては，抗凝固した血漿にトロンビンを加えてフィブリン産生までの時間を測定し，基準血漿の凝固時間との相対比によって算出するClauss法が一般的であり，多くの施設がこの方法を採用している。

フィブリノゲンは一種の炎症反応物質であり，感染症や癌などの急性・慢性炎症状態，妊娠などでフィブリノゲンは上昇する。後天性低フィブリノゲン血症の原因としては，大量出血や播種性血管内凝固 disseminated intravascular coagulation（DIC）による喪失・消費の亢進，肝硬変による産生低下などが挙げられる。

◉アンチトロンビン antithrombin（AT）活性

ATは肝臓で産生される凝固制御因子であり，血管内皮細胞上のヘパラン硫酸などと結合し，主にトロンビンおよび活性型第X因子（FXa）の活性を阻害する。血管内での血栓形成を阻害するという生理機能をもつが，ヘパリンとの結合によって抗トロンビン作用は1000倍以上に増幅する。ATの分子量は58 kDaと比較的大きいため，すでに形成された血栓内のトロンビン活性を抑制する作用は弱く，主に血中の遊離トロンビンを阻害する。

AT活性の低下はトロンビン制御破綻による血栓傾向をきたすが，トロンビン産生亢進による消費や肝硬変などによる産生低下，顆粒球エラスターゼによる分解などによって低アンチトロンビン血症となる。また，全身性炎症では半減期が短縮するため，AT活性は低下傾向となる。

■線溶系検査

◉フィブリン/フィブリノゲン分解産物（FDP），D-ダイマー

FDPとD-ダイマーは，フィブリノゲンおよびフィブリンがプラスミンによって分解されて生じる分解産物であり，線溶亢進の指標となる。両者ともラテックス免疫比濁法で定量されることが多い。D-ダイマーは，プラスミンが架橋構造を形成したフィブリン網を分解した際に生じるので，D-ダイマーの上昇は体内で血栓形成があることを示す。FDPはフィブリノゲンの分解によっても上昇するので，必ずしも血栓形成を反映するわけではない。両者は線溶亢進の診断に用いられるが，値のバランスによって線溶病態の評価は異なる。

術後のFDP，D-ダイマーの上昇は，止血血栓の形成に引き続く生理的な線溶亢進（プラスミン産生）によるものなので，必ずしも異常ではない。臨床上で問題となるのはα_2プラスミンインヒビターなどの線溶制御因子の活性低下による線溶制御系の破綻であるが，FDPとD-ダイマーの値だけで生理的線溶と異常線溶を鑑別することは必ずしも容易ではない。そのため，臨床経過を考慮した評価が必要となる。

◉プラスミン-α_2プラスミンインヒビター複合体（PIC）

線溶反応の主役であるプラスミンは血中半減期が極めて短いため，その活性を直接測定することが困難である。しかし，プラスミンの阻害因子であるα_2プラスミンインヒビターは液相中のプラスミンと1:1で結合してPICを形成し，プラスミンを失活させる。PICの半減期は数時間と長いため，PIC濃度を測定することでプラスミンの活性度が測定できる。

（香取　信之）

総論 3
周術期の凝固・線溶系と point-of-care モニター

各施設の環境に合わせた理論的治療アルゴリズムを構築する

周術期の凝固・線溶系は，出血に伴う凝固障害だけでなく，治療として行う輸液や輸血による希釈性凝固障害も大きく関与している。

周術期の出血治療は時間との勝負であり，無為に時間を費やせば病態は悪化する。また，出血治療の主軸である輸血用血液製剤の準備には時間を要するため，検査結果の取得が遅れると治療の開始はますます遅れ，結果として治療のタイミングを失う可能性もある。

したがって，急性期の出血治療では迅速に検査結果を得る必要がある。しかし，一般に中央検査室で行われる凝固・線溶系検査は検体採取から結果を得るまでに数十分～1時間以上必要とすることが多く，迅速性に乏しい。そこで周術期，特に術中は患者の病態を迅速に把握することのできるpoint-of-care（POC）モニターの活用が望ましい。

■ 周術期の凝固・線溶系

周術期は，出血に伴う凝固因子や血小板が消費性に低下して凝固障害が生ずると考えられていたが，単に消費されるからだけではなく，出血に対する初期治療として行う輸液や赤血球液 red blood cells（RBC）の投与が血漿成分を希釈することで希釈性凝固障害を起こす。最近ではこの希釈性凝固障害が周術期の凝固障害に大きく関与していると考えられるようになってきた[1]（図1）。

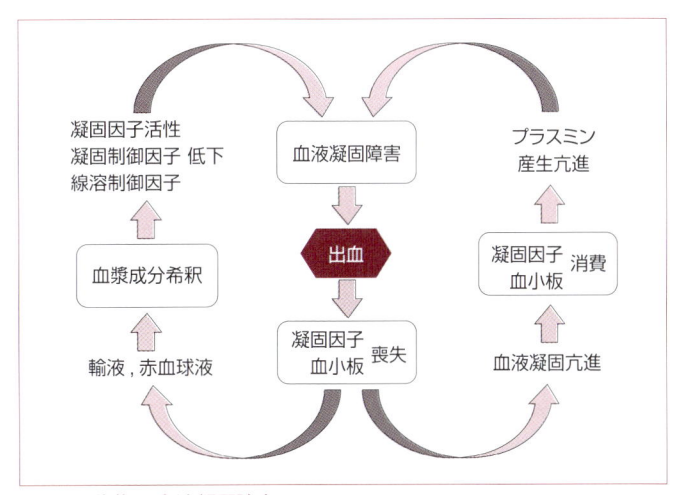

図1 周術期の血液凝固障害
(Bolliger D, Görlinger K, Tanaka KA. Pathophysiology and treatment of coagulopathy in massive hemorrhage and hemodilution. Anesthesiology 2010 ; 113 ; 1205-19 より作成)
周術期は第一段階として出血によって凝固因子や血小板が消費される。出血に対しては輸液が必要となるが，輸液が増加すると血漿成分の希釈が生じ，凝固因子や凝固制御因子，線溶制御因子の活性が希釈性に低下する。血漿成分の希釈による凝固障害はさらに出血を助長するため，ますます止血が困難となる。

◎希釈性凝固障害

出血に対する初期治療は，晶質液や膠質液の投与による循環血液量の維持とRBCの投与による酸素運搬能の維持であるが，これらはいずれも血漿成分の希釈をきたす。血液希釈によって凝固因子活性は低下するため，プロトロンビン時間（PT），活性化部分トロンボプラスチン時間（APTT）といった検査では，凝固時間が徐々に延長する。

また，フィブリノゲンは止血に必須の因子でありながら，出血や血液希釈によって最も早期に止血に必要な最低限濃度まで低下しやすい因子であることが指摘されている[2]（表1）。最近では，大量出血時の止血にはフィブリノゲンの補充が重要であり，フィブリノゲンを指標にした治療戦略が有効との報告が増加している[1,3]。

出血による凝固因子の喪失や血液希釈が進行すると，血小板やフィブリノゲンを含めた凝固因子が失われ，止血血栓の形成に時間がかかるうえに血栓自体も脆弱なものとなる。また，血管損傷部位ではフィブリン産生に伴ってプラスミン活性も上昇するが，血液希釈によって線溶制御因子であるα_2プラスミンインヒビターが低下した状態ではプラスミンが優位となり，脆弱な止血血栓が分解されるため，出血傾向はさらに進行する。

◎播種性血管内凝固

さらに，トロンビン活性の上昇に伴ってアンチトロンビン（AT）も消費されるため，時間とともにAT活性は低下する。AT活性の低下はトロンビンの局所制御を困難にするため，出血部位とは関係なく，全身性にトロンビン活性が上昇し，全身性炎症反応が亢進する。全身性炎症反応によって血管内皮細胞上にも組織因子の発現が起こる一方，血管内皮上のトロンボモジュリンの発現が抑制されるため，凝固制御系はさらに抑制される[4,5]。これらは全身性の無秩序な凝固系の活性化に至り，凝固系・線溶系のバランスが破綻し，播種性血管内凝固disseminated intravascular coagulation（DIC）を惹起する。

このような悪循環から脱出するには，止血に至るに十分なフィブリノゲンや血小板を早い段階で補充することが重要である。凝固障害が進行した状態では，フィブリノゲンだけではなく，トロンビン産生に必要な凝固因子も不足しているので，トロンビン産生を爆発的に促進する活性型プロトロンビン複合体製剤（APCC）や遺伝子組み換え活性型凝固第Ⅶ因子製剤（rFⅦa）の投与を推奨する意見もある[6]。しかし，トロンビン制御系の破綻した状態でトロンビン活性を爆発的に上昇させ，そこにフィブリノゲンや血小板を投与することは，血栓症のリスクも考えるべきであり，否定的な意見もある[7]。

point-of-care（POC）モニター

POCモニターは，ベッドサイドなど，患者の近くで行う検査機器の総称であり，検査の迅速性が最大の特徴である。機器は必然的に小型で，移動も比較的容易であり，操作も簡便なものが多い。また，凝固系のモニタリングが目的の場合は，遠心分離などの前処理を必要としないという条件も挙げられる。

因子	最低濃度	出血量（%）[*1]
血小板	5×10^4 /mm^3	230（169〜294）
フィブリノゲン	100 mg/dL	142（117〜169）
プロトロンビン	20 % [*2]	201（160〜244）
第Ⅴ因子	25 % [*2]	229（167〜300）
第Ⅶ因子	20 % [*2]	236（198〜277）

*1：循環血液量に対する割合，*2：正常値に対する割合。

表1　各因子の止血に必要な限界値と出血量
（Hiippala ST, Myllylä GJ, Vahtera EM. Hemostatic factors and replacement of major blood loss with plasma-poor red cell concentrates. Anesth Analg 1995；81: 360-5 International Anesthesia Research Society.）
止血血栓の形成に必要な最低限の濃度に達するまでの出血量を比較すると，最初に限界値に達するのはフィブリノゲンである。

現在では，血小板数，フィブリノゲンなどの定量検査が可能なPOCモニター機器のほかに，血小板凝集能や血液凝固過程における弾性粘稠度変化を測定する機種も存在し，その有用性は状況や病態によって異なる。

周術期の出血治療で重要なのは，止血血栓形成のスピードと血栓の強度を知ることであり，どちらも治療に大きくかかわる。血液凝固検査として最も一般的なPTやAPTTもPOCモニターで測定可能だが，PTやAPTTはフィブリン産生の初期段階で検査が終了するため，その結果が反映するのは，ある程度のフィブリンが生じるのに必要なトロンビンが産生するまでの時間であり，止血血栓の強度は評価できない。また，止血能には線溶系の影響もあるため，PTやAPTTだけで止血能を評価することは難しい。一方，PTやAPTTが凝固能を部分的に時間で評価するのに対し，血栓形成の過程を経時的な強度の変化として連続的に測定する弾性粘稠度検査の有用性が肝移植や心臓外科手術などで報告されている[8,9]。

血液弾性粘稠度検査（TEG®，ROTEM®）

血液弾性粘稠度検査は，全血を用いて行うPOCモニターの一つであり，代表的な機器としてトロンボエラストグラフ（TEG®，Haemonetics社，米国），トロンボエラストメトリー（ROTEM®，Tem Innovation社，ドイツ）が挙げられる。

◎測定原理

TEG®（図2）は，全血検体の入ったカップをホルダーにセットし，カップの中央にピンを沈めて測定を開始する。カップを収めたホルダーが0.1 Hz，±4.45°の往復回転運動を始めると，検体とピンのあいだにずり応力shear stressが加わる。測定開始の段階では血液は液状なのでピンに力が加わることなく往復回転を続けるが，凝固反応が進みフィブリンによって血液の粘度が

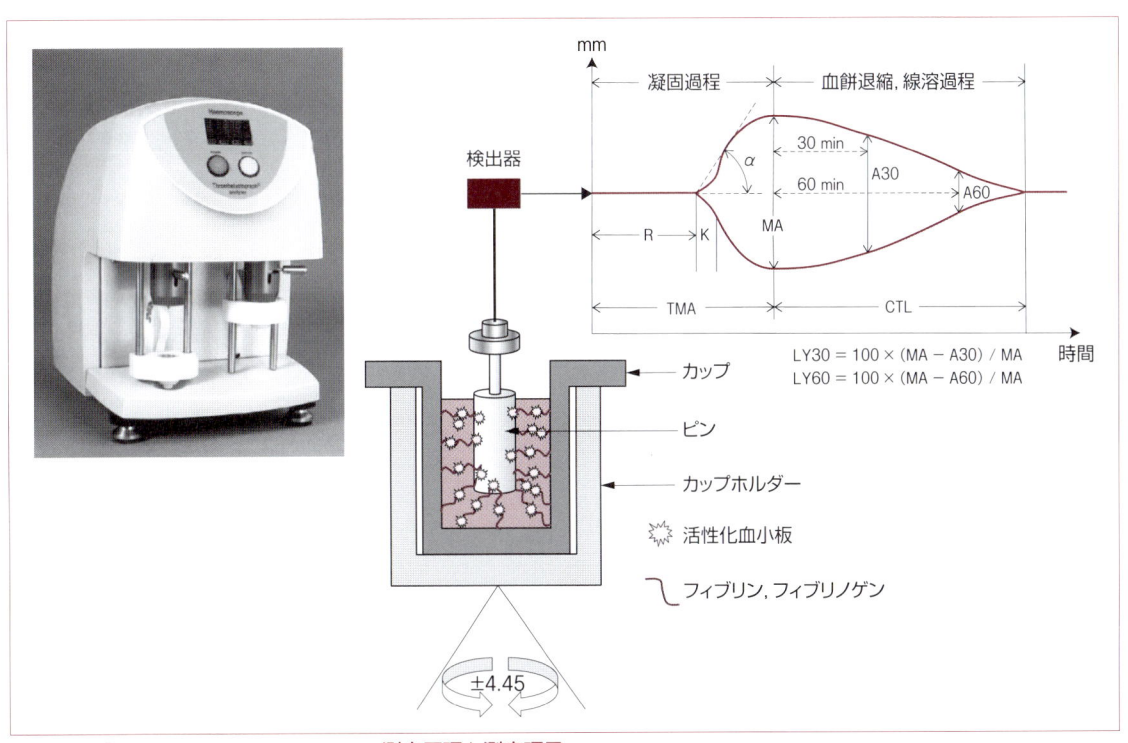

図2 TEG® 5000 hemostasis analyzerの測定原理と測定項目

増すにつれてピンにかかる抵抗が増す。すると カップ内の血液の動きに合わせてピンも徐々に往復回転運動を始める。その往復運動の振幅を表示したものがTEG®の波形となる。

ROTEM®（図3）は，TEG®の測定原理を応用したものだが，ROTEM®ではカップは固定され，ピンが回転する。器械内部では鏡の付いたピンに常に光が照射されており，ピンの動きに制限が生じると反射光の方向が変化し，それを振幅として表示する。

TEG®とROTEM®はいずれも，釣鐘を横に倒したような波形を表示し，横軸が時間，縦軸が血餅の強度を表す。振幅が大きいほど血餅の強度が高いことを示す。

◎特徴

これらの機器がPTやAPTTと異なる点は以下である。

1. 全血検査なので，血小板と凝固因子の相互作用を評価できる。
2. 凝固活性化の速度を測定できる。
3. 血餅の強度を計測できる。
4. 凝固過程だけではなく，線溶過程も評価できる。
5. 凝固・線溶過程を数値データだけでなく，波形から視覚的にも評価できる。

PT，APTTが血漿を抽出したうえで，凝固因子に焦点を絞って凝固異常を検出する検査であるのに対して，TEG®やROTEM®は血小板も含めた全血の凝固能の経時変化を連続的に測定するため，生体内での血液凝固に比較的近い状態を評価できる。

◎測定パラメーター

TEG®やROTEM®の検査結果を解釈する

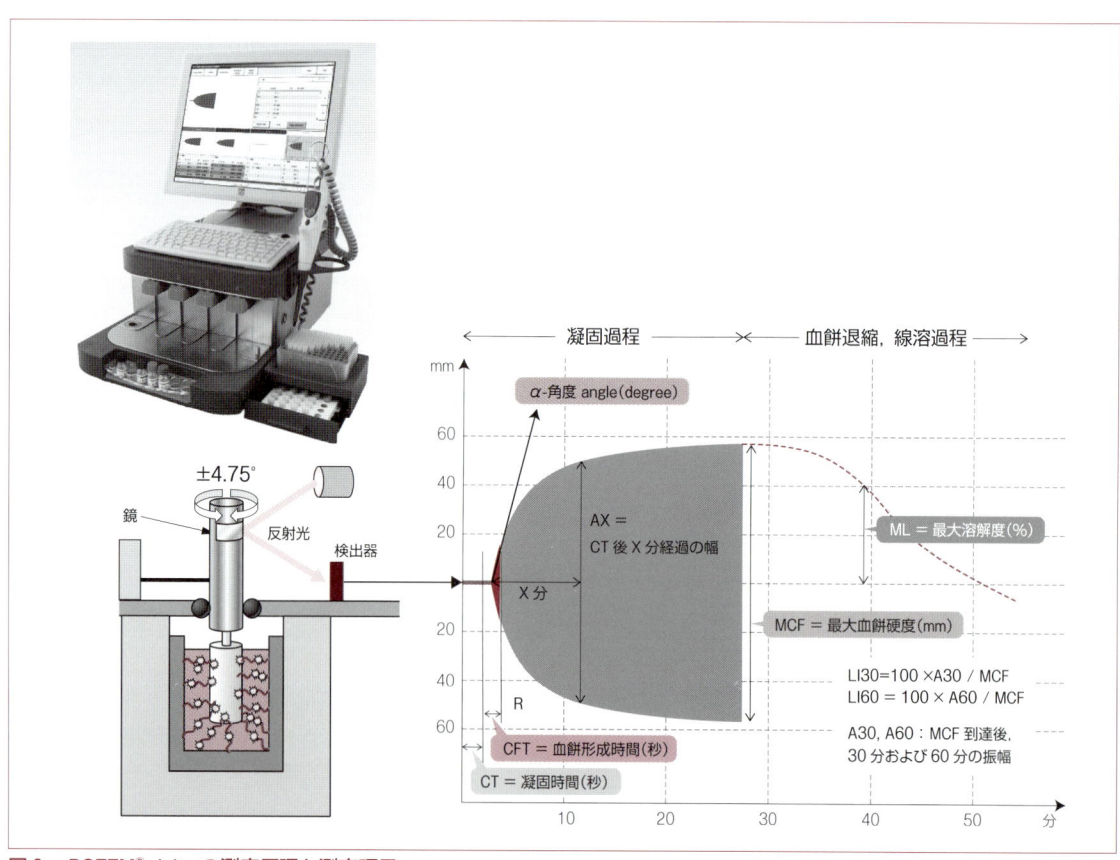

図3　ROTEM® deltaの測定原理と測定項目

TEG®	ROTEM®	パラメーターの解釈
R（sec or min） reaction time	CT（sec or min） clotting time	・測定開始から初期フィブリン形成までの時間。 ・トロンビン産生速度を反映し，APTT や PT などに相当する。
A（mm） amplitude	CF（mm） clot firmness	・凝血塊の弾性粘稠度。 ・血小板数（機能）とフィブリン産生能（濃度）に依存する。 ・経時的に変化し，値が大きいほど強固な血塊。
K（sec or min） clot kinetics	CFT（sec or min） clot formation time	・R または CT から振幅が 20 mm になるまでの時間。 ・値が小さいほどフィブリン網形成が速い。
α（degree）	α（degree）	・振幅の増加率を角度で表したもの。 ・角度が大きいほどフィブリン産生速度が速い。
MA（mm） maximum amplitude	MCF（mm） maximum clot firmness	・測定検体が示す振幅の最大値。 ・値が大きいほど血塊は強固である。
TMA（sec or min） time to maximum amplitude		・波形が最大振幅に達するまでの時間。 ・短いほど急速に血塊形成が進むことを表す。
LY30, LY60（%）	LI30, LI60（%） clot lysis index 30, 60	・最大振幅後 30 分および 60 分後の振幅の減少率。 ・TEG® では値が大きいほど，ROTEM® では値が小さいほど線溶亢進を示唆する。
CLT（sec or min） clot lysis time		・最大振幅後，線溶亢進によって振幅が最小となるまでの時間。
	ML（%） maximum clot lysis	・MCF 到達後の MCF に対する振幅の最大減少率。 ・値が大きいほど線溶亢進の程度が高いことを表す。

表2　TEG® と ROTEM® の測定パラメーター

際には注目すべきパラメーターがある（表2）（コメント）。

最初に注目するのは，R，CT である。このパラメーターは検査開始から初期のフィブリン産生までの時間を表し，PT，APTT に相当する。この時間の延長は各凝固因子が活性化して初期フィブリン形成に必要なトロンビン産生が遅延していることを表す。したがって，このパラメーターが延長した場合は，凝固因子の活性低下やヘパリンなどの抗凝固薬の影響を考えるのが一般的である。

次に，K，CFT は，その後のフィブリン産生とフィブリン重合の速度を表す動的指標である。フィブリン網形成の速度は，血小板の数（機能）やトロンビン産生の安定性に依存するため，血小板数の減少や凝固因子活性の低下によって，K，CFT は延長する。

α は波形の立ち上がりを角度で表したものであり，この角度が大きいほどフィブリン網が急速に形成されることを表す。時間とともに広がっていく波形の振幅を A ま

コメント

両者の結果は比較できない

TEG® と ROTEM® の測定パラメーターは名前が異なるだけで基本的な原理は同じであるが，検査に使用する試薬が異なるため，結果をまったく同等に評価することはできない。また，TEG® と ROTEM® それぞれに特徴的な検査試薬があり，凝固異常の診断アルゴリズムも異なる。

たは CF とよび，測定検体が示す最大振幅を MA または MCF とよぶ。振幅は血小板数（機能）およびフィブリノゲンに依存するので，このパラメーターが低下した場合は，血小板数の低下またはフィブリノゲンの低下，もしくは両方の低下を考える。

TEG®，ROTEM® は，ピンと血餅のあいだに生じる力を測定するため，フィブリン網がプラスミンによって分解されると（線溶），検体の粘稠度は低下し再度液状になるため，振幅も減少する。この減少の程度を LY，CLT，LI，ML で表し，線溶亢進の評価を行う。しかし，生理的な血小板

検査名	試薬	評価項目
Kaolin TEG	カオリン	内因系凝固活性
Kaolin TEG+Heparinase	カオリン+ヘパリナーゼ	ヘパリンの影響を検出
RapidTEG™	カオリン+組織因子	内因系+外因系刺激を併用して血餅形成能の迅速診断
TEG PlateletMapping®	バトロキソビン+FXIIIa+AA	アスピリンの影響を検出
	バトロキソビン+FXIIIa+ADP	P2Y$_{12}$阻害薬の影響を検出
TEG Functional fibrinogen	組織因子+abciximab	フィブリン重合能の評価（フィブリノゲン）

FXIIIa：活性型第XIII因子，AA：アラキドン酸，ADP：アデノシンニリン酸，abciximab：GP IIb/IIIa阻害薬。

表3 TEG®の検査試薬

検査名	試薬	評価項目
INTEM	エラジン酸	内因系凝固活性
HEPTEM	エラジン酸+ヘパリナーゼ	ヘパリンの影響を検出
EXTEM	組織因子	外因系凝固活性
FIBTEM	組織因子+サイトカラシンD	フィブリノゲン重合能の評価（フィブリノゲン）
APTEM	組織因子+アプロチニン	線溶亢進の診断

表4 ROTEM®の検査試薬

の収縮運動である血餅退縮によっても振幅が減少する場合があり[10]，振幅の減少＝線溶亢進ではないことに注意が必要である。

◎**検査試薬と鑑別診断**

TEG®，ROTEM®にはそれぞれ複数の検査試薬があり，いくつかの試薬を組み合わせて同時に検査を行うことで凝固障害の鑑別診断が可能である（表3，4）。以下にROTEM®の各種検査について略述し，図4〜8にROTEM®の各種検査と波形の違いを示す。

INTEM，EXTEM

エラジン酸，組織因子を加えてそれぞれ内因系，外因系因子を活性化させるINTEM（図4），EXTEM（図5）がROTEM®の基本検査であり，これらの検査のCTはAPTT，PTに相当する。INTEMとEXTEMの波形の違いは基本的にCTだけであり，フィブリン産生に必要なトロンビン産生までの時間がAPTTとPTで異なるのと同じである。ひとたびフィブリン産生可能なトロンビンレベルに達すれば，血小板とフィブリン重合による血餅形成過程は同じように進むので，血餅形成の動的指標であるCFTやα，血餅強度を表すMCFはINTEMとEXTEMでほぼ同じ値を示す。

HEPTEM

HEPTEM（図6）は心臓外科手術や血管外科手術などでヘパリンの影響が疑われる場合に行う検査である。INTEMでCTの延長がみられる場合に，HEPTEMを施行し，CTが短縮すればヘパリンによるCTの延長と診断できるので，必要に応じてプロタミンの投与を行う。

FIBTEM

FIBTEM（図7）はフィブリン重合能検査であり，FIBTEM試薬（サイトカラシンD）とEXTEM試薬を加える。サイトカラシンDはアクチン重合阻害薬であり血小板の変形や凝集を阻害するため，血餅形成における血小板の関与を排除しフィブリン重合だけを観察できる。得られたMCFはフィブリノゲンを反映し，Clauss法によるフィブリノゲン測定との相関性も高いことが報告されている[11]。

最近では，出血治療におけるフィブリノゲン補充の重要性が認識され，フィブリノゲンを測定できるPOCモニターも広がり

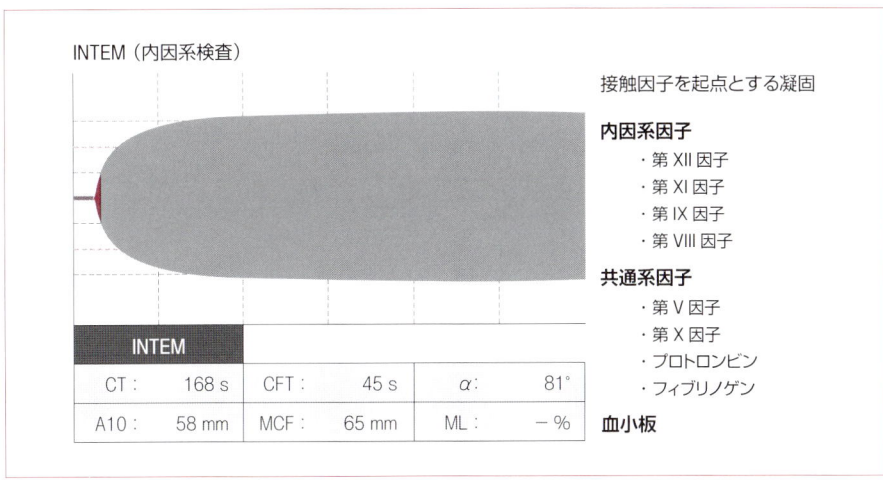

図4 INTEMの波形
ROTEM®は検体に加える試薬によって得られる波形が異なり，複数の検査を同時に行うことで凝固障害の鑑別診断が可能である．
INTEMは検体にエラジン酸を加え，内因系因子を活性化させる．

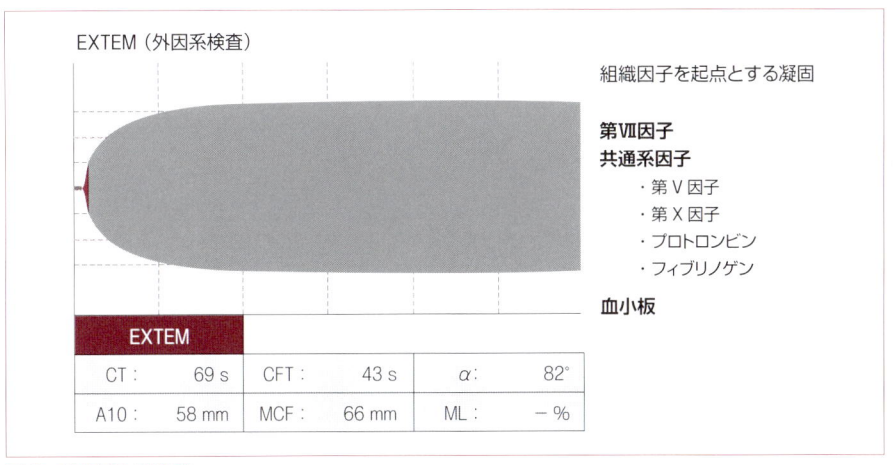

図5 EXTEMの波形
EXTEMは検体に組織因子を加え，外因系因子を活性化させる．
INTEMとEXTEMの違いはトロンビン産生を促進する活性化薬の違いだけなので，両者のパラメーターで値に違いが生じるのはCTだけである．これはPTとAPTTで時間が異なるのと同じ理屈である．ひとたびトロンビンが生じればフィブリン産生はどちらの検査でも同じように進行するので，CFT，α，MCFなどのパラメーターはほぼ同じ数値を示す．

つつある．しかし，厳密にいえば活性型第XIII因子（FXIIIa）による架橋構造形成も含めたフィブリン重合能からみた機能的フィブリノゲン（FIBTEM）と定量的フィブリノゲンは異なる．

APTEM

APTEM（図8）はEXTEM試薬とAPTEM試薬（アプロチニン）を加える．EXTEMやINTEMで血餅形成後に振幅の減少や消失がみられた場合は，線溶亢進によるフィブリン分解が疑われるので，APTEMを施行する．アプロチニンはセリンプロテアーゼ阻害薬であり，プラスミンを直接阻害するので，APTEMで波形が正常化すれば線溶亢進状態にあると診断し抗線溶療法を行う．

■目標指向型輸血療法

TEG®やROTEM®などのPOCモニター

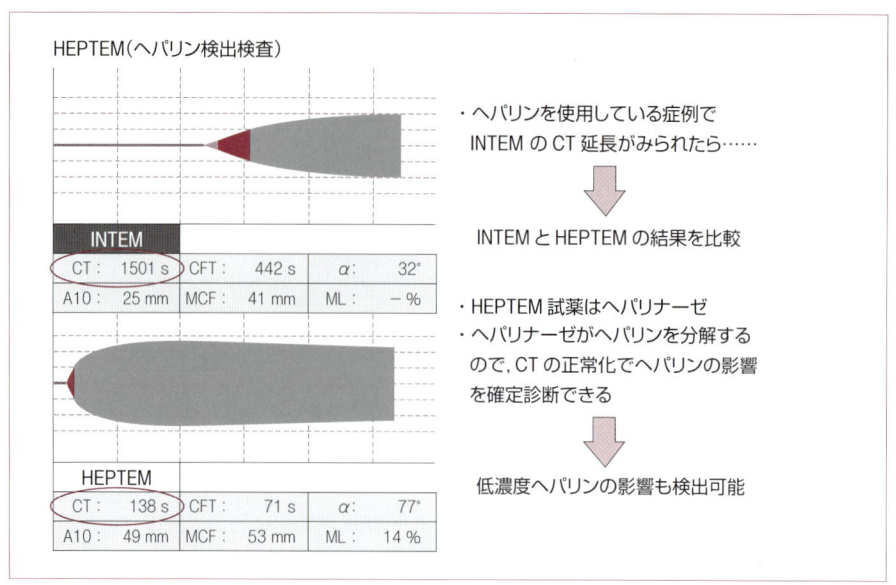

図6 HEPTEMの波形
HEPTEMは検体にINTEM試薬とHEPTEM試薬（ヘパリナーゼ）を加える。INTEMとHEPTEMの波形を比較し，HEPTEMでCTの短縮がみられた場合はその検体がヘパリンの影響下にあると診断し，必要に応じてプロタミンによるヘパリンの拮抗を行う。

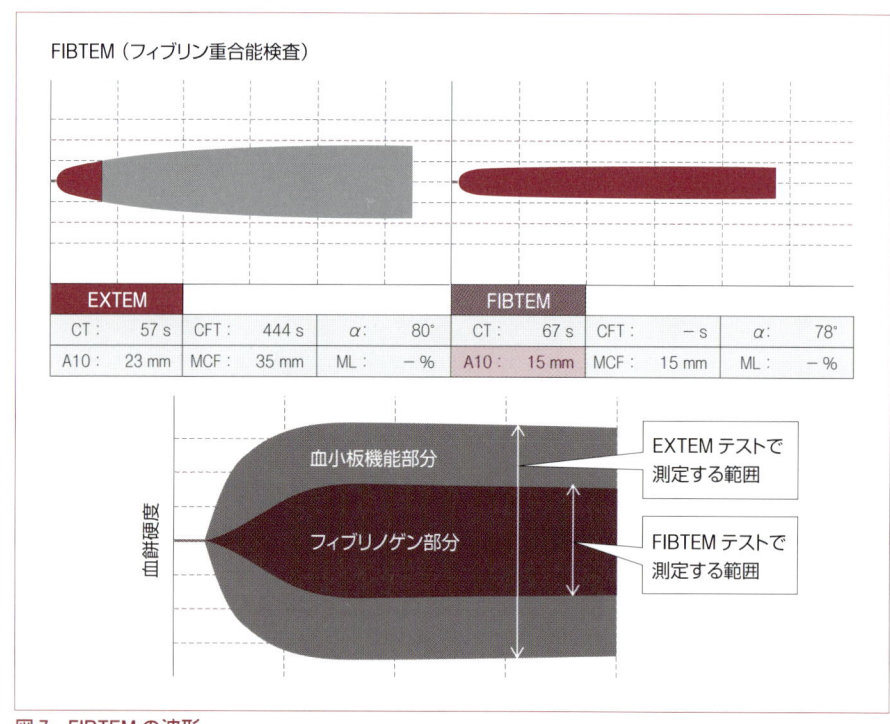

図7 FIBTEMの波形
FIBTEMは検体にEXTEM試薬とFIBTEM試薬（サイトカラシンD）を加える。サイトカラシンDは血小板の運動を阻害するので，FIBTEMでは血餅形成における血小板の寄与を排除し，フィブリン網形成能だけを評価できる。FIBTEMのMCFは血中フィブリノゲンを反映し，その相関性は非常に高い。また，EXTEMとFIBTEMの振幅の差は血餅形成における血小板の寄与を表すので，両者のMCFを比較することで凝固障害の原因がフィブリノゲンまたは血小板の不足にあることを鑑別できる。

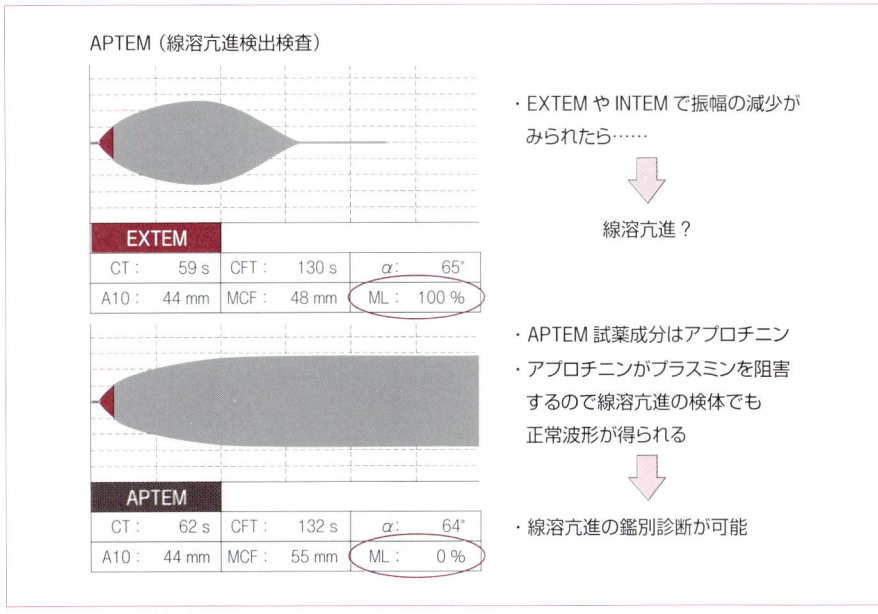

図8 APTEMの波形
APTEMは検体にEXTEM試薬とAPTEM試薬(アプロチニン)を加える.EXTEMやINTEMで血餅形成後に振幅の減少や消失がみられた場合はAPTEMを施行する.APTEMで波形正常化がみられれば,線溶亢進状態にあると診断し抗線溶療法を行う.

を使用して周術期管理を行うことで,周術期の輸血量を減少できることは1990年代から報告されている[9,12~15)] (図9, 10).

最近でも,成人心臓外科手術を対象にROTEM®を指標とした治療アルゴリズムの使用群と,一般凝固検査(PT,APTT,フィブリノゲン)を指標とした治療アルゴリズム群で周術期の輸血量,ドレーン出血量などを比較し,ROTEM®使用群で輸血量が減少しただけではなく,術後24時間以内の出血量も有意に少なく,人工呼吸期間も短縮したとの結果が報告されている[16)].しかし,この報告は単施設での研究であり,周術期の止血には血液学的性状だけではなく,疾患や術式,術者の技量などもかかわる.したがって,すべての施設でこの治療アルゴリズムが有効とは限らない.

輸血量の増加が呼吸器合併症や死亡率にも関与することは広く知られており,重要なことは,過剰な輸血を避けるとともに適切な止血を得るよう常にモニタリングを怠らないことである.そして,モニタリングの結果に加え,個々の施設特有の事情(マンパワーや輸血準備状況など)も考慮したうえで,理論的治療アルゴリズムを構築した目標指向型輸血療法を確立することが望ましい.

(香取 信之)

文 献

1. Bolliger D, Görlinger K, Tanaka KA. Pathophysiology and treatment of coagulopathy in massive hemorrhage and hemodilution. Anesthesiology. 2010 ; 113 : 1205–19.
2. Hiippala ST, Myllylä GJ, Vahtera EM. Hemostatic factors and replacement of major blood loss with plasma-poor red cell concentrates. Anesth Analg 1995 ; 81: 360–5.
3. Johansson PI. Emerging treatment strategies for trauma-induced coagulopathy. Br J Surg 2012 ; 99 Suppl 1 : 40–50.
4. Conway EM. Thrombomodulin and its role in inflammation. Semin Immunopathol 2012 ; 34 : 107–25.
5. Wiedermann CJ, Hoffmann JN, Juers M, et al. High-dose antithrombin III in the treatment of severe sepsis in patients with a high risk of death: efficacy and safety. Crit Care Med 2006 ; 34 : 285–92.
6. Tanaka KA, Szlam F. Treatment of massive bleeding with prothrombin complex concentrate: argument for. J Thromb Haemost 2010 ; 8 : 2589–91.
7. Godier A, Susen S, Samama CM. Treatment of massive bleeding with prothrombin complex concentrate: argument against. J Thromb Haemost

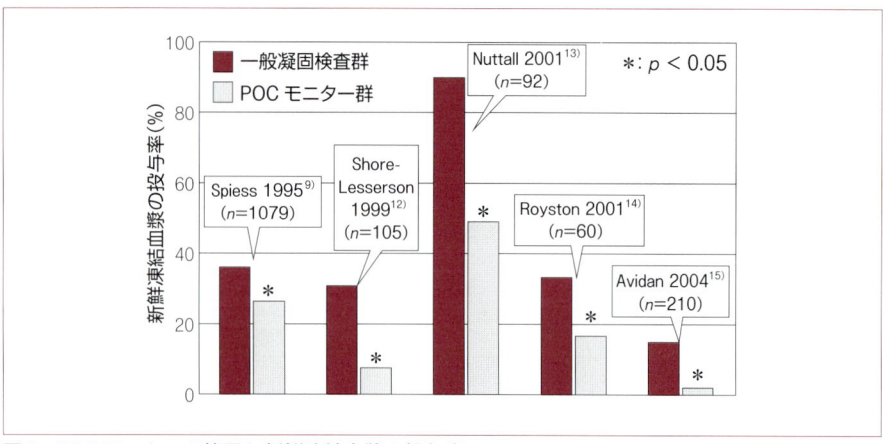

図9 POCモニターの使用と新鮮凍結血漿の投与率
心臓外科手術で，一般検査室検査またはPOCモニターを指標として治療を行った群を比較すると，POCモニター使用群で新鮮凍結血漿の投与率が低下している。

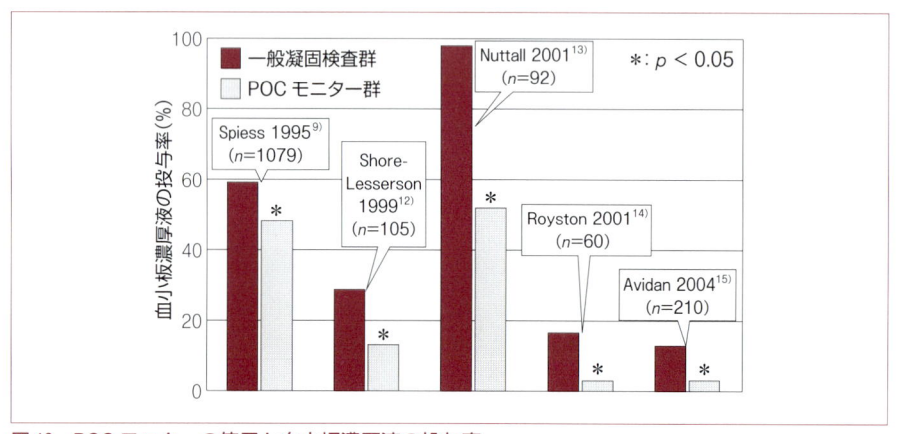

図10 POCモニターの使用と血小板濃厚液の投与率
心臓外科手術で，一般検査室検査またはPOCモニターを指標として治療を行った群を比較すると，POCモニター使用群で血小板濃厚液の投与率が低下している。

2010 ; 8 : 2592–5.
8. Kang YG, Martin DJ, Marquez J, et al. Intraoperative changes in blood coagulation and thrombelastographic monitoring in liver transplantation. Anesth Analg 1985 ; 64 : 888–96.
9. Spiess BD, Gillies BS, Chandler W, et al. Changes in transfusion therapy and reexploration rate after institution of a blood management program in cardiac surgical patients. J Cardiothorac Vasc Anesth 1995 ; 9 : 168–73.
10. Katori N, Tanaka KA, Szlam F, et al. The effects of platelet count on clot retraction and tissue plasminogen activator-induced fibrinolysis on thrombelastography. Anesth Analg 2005 ; 100 : 1781–5.
11. Ogawa S, Szlam F, Chen EP, et al. A comparative evaluation of rotation thromboelastometry and standard coagulation tests in hemodilution-induced coagulation changes after cardiac surgery. Transfusion 2012 ; 52 : 14–22.
12. Shore-Lesserson L, Manspeizer HE, DePerio M, et al. Thromboelastography-guided transfusion algorithm reduces transfusions in complex cardiac surgery. Anesth Analg 1999 ; 88 : 312–9.
13. Nuttall GA, Oliver WC, Santrach PJ, et al. Efficacy of a simple intraoperative transfusion algorithm for nonerythrocyte component utilization after cardiopulmonary bypass. Anesthesiology 2001 ; 94 : 773–81; discussion 5A–6A.
14. Royston D, von Kier S. Reduced haemostatic factor transfusion using heparinase-modified thrombelastography during cardiopulmonary bypass. Br J Anaesth 2001 ; 86 : 575–8.
15. Avidan MS, Alcock EL, Da Fonseca J, et al. Comparison of structured use of routine laboratory tests or near-patient assessment with clinical judgement in the management of bleeding after cardiac surgery. Br J Anaesth 2004 ; 92 : 178–86.
16. Weber CF, Görlinger K, Meininger D, et al. Point-of-care testing: a prospective, randomized clinical trial of efficacy in coagulopathic cardiac surgery patients. Anesthesiology 2012 ; 117 : 531–47.

総論 4

血液製剤の種類と適応

保存温度，保存方法，有効期間は，製剤ごとに異なるため，管理には注意する

ヒト血液を原料として生成する製剤を血液製剤とよび，主に輸血用血液製剤と血漿分画製剤に分類できる。輸血用血液製剤は全血製剤（全血液），赤血球製剤（赤血球液，洗浄赤血球液，解凍赤血球液，合成血），血漿製剤（新鮮凍結血漿），血小板製剤（血小板濃厚液，血小板濃厚液 HLA）の 4 種類であり，出血治療には主に赤血球液，新鮮凍結血漿，血小板濃厚液を使用する（**表1**）。また，赤血球製剤と血小板製剤は移植片対宿主病を防ぐために放射線照射を行った照射製剤と非照射製剤がある。

赤血球液 red blood cells (RBC)

RBC はヘモグロビンの補充を目的として投与される。主に使用される RBC-LR[*1]製剤は 1 単位が 140 mL，製剤中のヘモグロビン濃度は 18～20 g/dL である。2～6 ℃での冷蔵保存が必要であり，採血後の有効期間は 21 日である。赤血球中のカリウムは時間とともに細胞外に移動し，放射線照射によってカリウム濃度上昇が速くなるため，照射から時間の経過した製剤を急速に投与すると高カリウム血症をきたす。

また，赤血球製剤の大量投与は血漿成分の希釈による凝固障害の一因となる。投与量は**表2**を参考に計算し，必要量を投与するが，目安として体重 50 kg の患者に RBC-LR 2 単位を投与した場合，ヘモグロビン値は 1.5 g/dL 上昇する。

[*1] LR：leukocyte reduced（白血球除去）。

血液製剤	保存温度	有効期間	使用目的
赤血球液	2～6 ℃	採血後 21 日間	末梢循環系への十分な酸素供給と循環血液量の維持
新鮮凍結血漿	−20 ℃	採血後 1 年間	複数の血液凝固因子の欠乏による出血ないし出血傾向の治療
血小板濃厚液	20～24 ℃で振盪	採血後 4 日間	血小板数の減少またはその機能低下による出血ないし出血傾向の治療

表1　血液製剤の種類
赤血球液と血小板濃厚液は照射製剤と非照射製剤がある。

新鮮凍結血漿
fresh frozen plasma（FFP）

FFPは分離後の血漿を凍結保存した製剤であり，凝固因子の補充を目的として投与される。FFP-LRには120，240，480 mL製剤があり，成人では240 mLまたは480 mL製剤を使用することが多い。−20℃で1年間の保存が可能だが，使用時は30〜37℃で融解しなければならない。融解後は決して室温に放置せず，2〜6℃で冷蔵保存し，製剤に含まれる凝固因子の失活を最小限にする。

赤血球製剤と異なり，融解に時間（30分〜1時間）を必要とするため，この準備時間が出血治療では大きな障害となっている。また融解後は3時間以内に使用することが推奨されており，融解後の3時間ルールは急性期治療では大きな制約となっている。

しかし，あらかじめ融解したFFPを冷蔵保存し，必要なときにすぐに使用できるよう準備したthawed FFPの有用性が報告されている。融解後1〜6℃で5日間保存したthawed FFPの凝固因子活性を融解直後と比較しても第Ⅷ因子が35〜40％，第Ⅶ因子が20％減少するが，フィブリノゲンを含めたほとんどの凝固因子活性は低下しないことが報告されており[1]（**表3**），日本でも融解後の保存期間を延長しようという動きがある。融解後の3時間ルールは廃棄の一因になっているため，融解後の投与期限延長は善意の献血という貴重な資源の有効活用にもつながる。

投与量は**表2**を目安として計算するが，凝固因子によって生体内回収率は異なる。止血に重要なフィブリノゲン，第Ⅶ，Ⅷ，Ⅸ，Ⅹ因子の回収率は50〜100％だが，目安として体重50 kgの成人にFFP-LR 480を投与した場合，回収率を80％とすれば凝固因子活性は約15％上昇する。止血に重要なフィブリノゲンの製剤中濃度は200〜250 mg/dLであり，フィブリノゲン

赤血球液

1単位あたりの予測上昇Hb値（g/dL）

$$= \frac{\text{投与Hb量（g）}}{\text{循環血液量（dL）}}$$

製剤中のHb濃度を19 g/dL，成人の循環血液量を70 mL/kgとした場合

$$= \frac{19\,(\text{g/dL}) \times 1.4\,(\text{dL})}{\text{BW (kg)} \times 70\,(\text{mL/kg})/100} = \frac{38}{\text{BW (kg)}}$$

▶体重50 kgの成人であれば1単位（140 mL）の投与で約0.8 g/dL上昇する。

新鮮凍結血漿（凝固因子活性）

予測上昇活性度（％）

$$= \frac{\text{FFP投与量（mL）} \times \text{回収率}}{\text{循環血漿量（mL）}}$$

成人の循環血液量を70 mL/kg，ヘマトクリット値を30％，製剤内の凝固因子活性を100％，生体内回収率を80％とした場合

$$= \frac{\text{FFP (mL)} \times 80}{\text{BW (kg)} \times 70\,(\text{mL/kg}) \times 0.7} = \frac{\text{FFP (mL)} \times 1.6}{\text{BW (kg)}}$$

▶体重50 kgの成人であればFFP-LR 480の投与で約15％上昇する（ただし，出血時は回収率が低下する）。

新鮮凍結血漿（FNG）

1単位あたりの予測上昇FNG（mg/dL）

$$= \frac{\text{投与FNG量（mg）}}{\text{循環血漿量（dL）}}$$

製剤中のFNG濃度を200 mg/dL，成人の循環血液量を70 mL/kg，ヘマトクリット値を30％，回収率100％とした場合

$$= \frac{200\,(\text{mg/dL}) \times 1.2\,(\text{dL})}{\text{BW (kg)} \times 70\,(\text{mL/kg}) \times 0.7/100} = \frac{490}{\text{BW (kg)}}$$

▶体重50 kgの成人であれば2単位（240 mL）の投与で約20 mg/dL上昇する。

血小板濃厚液

10単位あたりの予測上昇血小板数（/mm³）

$$= \frac{\text{投与血小板総数}}{\text{循環血液量（mL）} \times 10^3} \times \frac{2}{3}$$

$$= \frac{(2{\sim}3) \times 10^{11} \times 0.7}{\text{BW (kg)} \times 70\,(\text{mL/kg}) \times 10^3} = \frac{(200{\sim}300) \times 10^4}{\text{BW (kg)}}$$

▶体重50 kgの成人であれば10単位の投与で $4 \times 10^4 {\sim} 6 \times 10^4/\text{mm}^3$ 上昇する。

表2 血液製剤の投与の目安
すべて，製剤投与によって循環血液量やヘマトクリット値が変化していないと仮定していることに注意。
Hb：ヘモグロビン，FFP：新鮮凍結血漿，BW：体重，FNG：フィブリノゲン。

凝固因子		凝固因子活性（平均±SD）			5日後の平均低下率（%）	p
		1日後	3日後	5日後		
FVIII（%）	A型	107±26	66±18	63±16	41	<0.004
	B型	103±44	71±35	67±33	35	<0.02
	O型	70±16	43±10	41±8	41	<0.001
FII（%）		81±9	81±9	80±10	1	NS
FV（%）		79±7	71±9	66±9	16	NS
FVII（%）		90±18	76±15	72±15	20	NS
FX（%）		85±13	84±15	80±11	6	NS
フィブリノゲン（mg/dL）		225±12	224±170	225±12	0	NS

表3　thawed FFPに含まれる凝固因子活性
(Downes KA, Wilson E, Yomtovian R, et al. Serial measurement of clotting factors in thawed plasma stored for 5 days. Transfusion 2001 ; 41 : 570 より)
thawed FFPは1～6℃で5日間保存。NS：有意差なし，SD：標準偏差。

を100 mg/dL上昇させるのに必要なFFPの量は25～30 mL/kgとなる。

先天性凝固因子欠乏症などを除いて，周術期はフィブリノゲンが最も早く止血限界値に達するため[2]，フィブリノゲンを指標としてFFPの補充を行えば，原則として他の因子が不足することはない。また，フィブリノゲン以外の凝固因子は活性測定に時間が必要であり（外注の施設も多い），POCモニターでも測定可能なフィブリノゲンを指標とした周術期管理は有用である可能性が高い。

血小板濃厚液
platelet concentrate（PC）

PCは単一供血者から成分採血装置を使用して調整しており，標準的な製剤であるPC 10単位中には（2.0～3.0）×10^{11}個の血小板が含まれており，容量は約200 mLである。PC-LR 10単位製剤中の白血球数は1×10^{6}個以下であり，さらにリンパ球の機能抑制を目的として放射線照射（15 Gy）が行われている。

また，特定の患者を対象としてHLA型適合供血者から採取した製剤も調整されている。HLA適合血小板の適応は抗HLA抗体陽性患者に限られており，医療機関からの依頼が出た時点でHLA適合供血者から成分分離装置を用いて採取・供給される。

PCの保存期限は採血後4日間だが，採血後の検査期間があるので，医療機関での使用期限は通常3日間となる。投与するまで室温（20～24℃）で水平振盪器を使用して連続的に撹拌しながら保存する。血小板は生きている細胞なので製剤バッグの中で呼吸をしている。血小板用製剤バッグには適度なガス透過性があり，振盪によってガス交換が行われ，血小板機能が維持される。また，低温保存では形態維持が困難となり，回収率が低下するので，振盪と室温保存は必ず行う。

投与量は表2を参考に計算するが，投与した血小板は血中だけではなく脾臓などの網内系にも分布するため，生体内回収率は60～70％と考える。目安として体重50 kgの患者にPC 10単位を投与した場合，血小板数は$4×10^4$～$6×10^4$/mm^{3}程度上昇する。

（香取 信之）

文献

1. Downes KA, Wilson E, Yomtovian R, et al. Serial measurement of clotting factors in thawed plasma stored for 5 days. Transfusion 2001 ; 41 : 570.
2. Hiippala ST, Myllylä GJ, Vahtera EM. Hemostatic factors and replacement of major blood loss with plasma-poor red cell concentrates. Anesth Analg 1995 ; 81: 360–5.

症例，その前に

症例，その前に 1

輸血療法に関するガイドライン

最新知見を反映したガイドラインが求められている

輸血療法は出血治療の主軸だが，血液製剤は限りある資源の人血液から精製される製剤であり，多くの副作用を有する。したがって，その使用にはある程度の制限が存在し，それぞれの国または関連学会から輸血に関するガイドラインが公表されている。

■ 厚労省のガイドライン

日本では，輸血療法の適正化をはかるために厚生労働省から「輸血療法の実施に関する指針」（平成26年一部改正）および「血液製剤の使用指針」（平成26年一部改正）が公表されている[1]。「血液製剤の使用指針」は血液製剤の適正使用を推進するための指針であり，米国赤十字社が2007年に発表した輸血ガイドライン第2版とほぼ一致した内容となっている。

「血液製剤の使用指針」の推奨では出血治療の優先順位は，循環血液量の維持（晶質液，膠質液），酸素供給能〔赤血球液 red blood cells（RBC）〕，膠質浸透圧（アルブミン製剤），凝固因子活性〔新鮮凍結血漿 fresh frozen plasma（FFP）〕，血小板数の維持〔血小板濃厚液 platelet concentrate（PC）〕の順となるが（図1）[1,2]，この順番自体は一般的な臨床に即していると思われる。

しかし，出血量と各血液製剤の開始時期に関しては，最近の考え方と若干の乖離がある。たとえばFFPは循環血液量の100％以上に相当する出血量が，PCは150％以上に相当する出血量が投与開始の目安となっているが，周術期の血液凝固障害は出血量だけに依存するのではなく，輸液製剤やRBCの先行投与による血漿成分の希釈

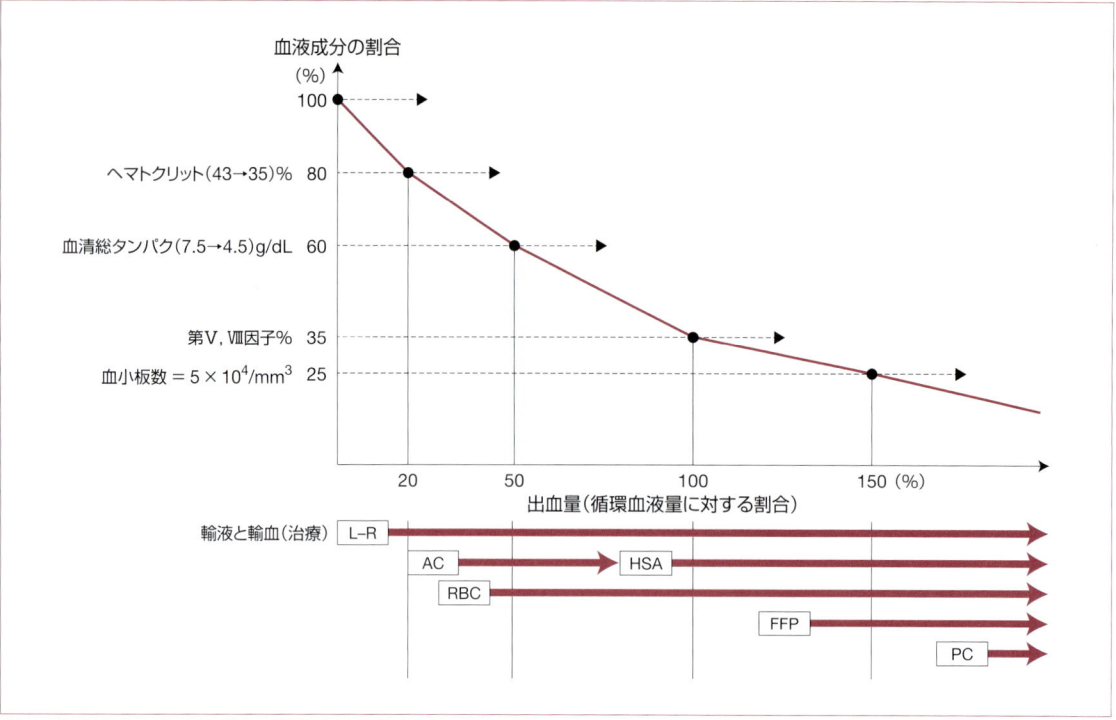

図1 出血治療における輸液・輸血療法の適応
(厚生労働省医薬食品局血液対策課．血液製剤の使用指針．2005. Lundsgaard-Hansen P. Component therapy of surgical hemorrhage: red cell concentrates, colloids and crystalloids. Bibl Haematol 1980 ; 46 : 147-69 より)
「血液製剤の使用指針」には，Lundsgaard-Hansen が 1980 年に発表した成分輸血の適応に関するグラフの一部を改訂して記載されている。これは，循環血液量に対し，どの程度の出血があったときに赤血球製剤，アルブミン製剤，新鮮凍結血漿，血小板製剤を用いるべきか目安を示している。
L-R：細胞外液補充液（乳酸リンゲル液などの晶質液），AC：人工膠質液，RBC：赤血液，HSA：等張アルブミン製剤，FFP：新鮮凍結血漿，PC：血小板濃厚液。

が大きく影響しているという概念が一般的となってきた[3]。

このような病態では，凝固因子や血小板は出血量相当の喪失に加え，希釈による相対的な低下をきたすため，出血量から想定した投与開始時期よりも早期に凝固因子活性や血小板数が止血限界値に達する。「血液製剤の使用指針」はやや内科的視点が強く，周術期の出血治療や大量出血に関しては詳細な検討や記述は少ない。

■ 海外のガイドライン

海外では米国麻酔科学会（ASA）[4]*1，欧州麻酔科学会（ESA）[5]*2 がそれぞれ周術期の出血治療に関するガイドラインを，米国心臓血管麻酔学会（SCA）[6]*3 と米国胸部外科学会（STS）[6]*4 が心臓周術期のガイドラインを公表しているが，これらは各血液製剤の投与指標だけではなく，輸血回避や投与量削減に必要なモニタリングを含めた技術や薬理学的治療についても言及している。

◎ point-of-care モニター

出血治療において ASA，ESA のどちらのガイドラインでも推奨度が高いのは（カテゴリー A2 以上またはグレード評価 1B 以上），①輸血療法も含め治療アルゴリズムまたはプロトコールに従った治療，② TEG® や ROTEM® などの弾性粘稠度検査を含めた point-of-care モニターの使用，③回収式自己血輸血，④出血リスクが高い症例での予防的または術中の抗線溶療法（術後ではない）である。

*1 American Society of Anesthesiologists
*2 European Society of Anaesthesiology
*3 Society of Cardiovascular Anesthesiologists
*4 Society of Thoracic Surgeons

治療アルゴリズムの内容は施設によって違いが生じると思われるが，経験に依存しない適正な検査に基づいた理論的な止血法が推奨されている。特にASAのガイドラインでは，TEG® やROTEM® の検査結果に基づいた治療アルゴリズムの採用が新たに推奨されている。

◎ rFⅦa

抗線溶療法の有用性は外傷患者を対象としたCRASH-2 [7]*5 でも報告されているが，早期の投与が有効であり，周術期も予防的投与が望ましい。両者で若干温度差があるのは，あらゆる手段を用いても止血に至らない症例での遺伝子組み換え活性型凝固第Ⅶ因子製剤（rFⅦa, ノボセブン®）の使用である。ASAでは比較的推奨度が高いが，ESAでの推奨度は低く，rFⅦaの適応外使用による輸血量の減少や死亡率の改善は証明されていない一方で，血栓症のリスクやコストが高いことを記載している。

理論的にいえば，rFⅦaはトロンビンの産生を促進するだけであり，基質であるフィブリノゲンが十分に存在しなければ止血には至らない。フィブリノゲンが不十分な状態で大量のrFⅦaを投与し，その後にフィブリノゲンを投与すると，急速にフィブリン産生が生じるが，このような病態では，アンチトロンビンの活性も非常に低くなっているため，トロンビン制御が不可能となり，無秩序なフィブリン産生から血栓症に至ると考えられる。

rFⅦaの投与についてはAustralian and New Zealand Haemostasis Registryの過去10年の記録[8]でも11％に血栓症を生じており，そのリスクは認識する必要がある。また，rFⅦaと同様にトロンビン産生を促進する活性化プロトロンビン複合体製剤はワルファリンの拮抗薬として推奨されており[9]，制御困難な出血への投与は推奨度が低い。

◎ フィブリノゲン製剤

フィブリノゲンの補充については，両者ともフィブリノゲン製剤の投与を推奨しているが，ESAは投与開始閾値として血漿フィブリノゲン150〜200 mg/dLを推奨している。米国赤十字社，ASAは100 mg/dLを推奨しており[10]，日本もそれに倣っている。大量出血では，フィブリノゲンだけではなく血小板なども低下しているため，そもそも単独の因子欠損である先天性低フィブリノゲン血症を対象とした治療閾値[11]では結果的に良好な止血が得られない可能性があり，周術期には，より高い治療閾値が必要であるとの報告が増加している[12〜14]。

*5 Clinical Randomisation of an Antifibrinolytic in Significant Haemorrhage trial

（香取　信之）

文 献

1. 厚生労働省医薬食品局血液対策課．血液製剤の使用指針，平成17年（平成26年一部改正），〈http://www.mhlw.go.jp/file/06-Seisakujouhou-11120000-Iyakushokuhinkyoku/0000065575.pdf〉（2015年9月閲覧）
2. Lundsgaard-Hansen P. Component therapy of surgical hemorrhage: red cell concentrates, colloids and crystalloids. Bibl Haematol 1980 ; 46 : 147-69.
3. Bolliger D, Görlinger K, Tanaka KA. Pathophysiology and treatment of coagulopathy in massive hemorrhage and hemodilution. Anesthesiology 2010 ; 113 : 1205-19.
4. American Society of Anesthesiologists Task Force on Perioperative Blood Management. Practice guidelines for perioperative blood management: an updated report by the American Society of Anesthesiologists Task Force on Perioperative Blood Management. Anesthesiology 2015 ; 122 : 241-75.
5. Kozek-Langenecker SA, Afshari A, Albaladejo P, et al. Management of severe perioperative bleeding: guidelines from the European Society of Anaesthesiology. Eur J Anaesthesiol 2013 ; 30 : 270-382.
6. Society of Thoracic Surgeons Blood Conservation Guideline Task Force, Ferraris VA, Brown JR, Despotis GJ, et al. 2011 update to the Society of Thoracic Surgeons and the Society of Cardiovascular Anesthesiologists blood conservation clinical practice guidelines. Ann Thorac Surg 2011 ; 91 : 944-82.
7. CRASH-2 collaborators, Roberts I, Shakur H, Afolabi A, et al. The importance of early treatment with tranexamic acid in bleeding trauma patients: an exploratory analysis of the CRASH-2 randomised controlled trial. Lancet 2011 ; 377 : 1096-101, 1101. e1-2.

8. Zatta A, Mcquilten Z, Kandane-Rathnayake R, et al. The Australian and New Zealand Haemostasis Registry: ten years of data on off-licence use of recombinant activated factor VII. Blood Transfus 2015 ; 13 : 86–99.
9. Sarode R, Milling TJ Jr, Refaai MA, et al. Efficacy and safety of a 4-factor prothrombin complex concentrate in patients on vitamin K antagonists presenting with major bleeding: a randomized, plasma-controlled, phase IIIb study. Circulation 2013 ; 128 : 1234–43.
10. Cable R, Carlson B, Chambers L, et al. Practice Guidelines for Blood Transfusion: A Compilation from Recent Peer-Reviewed Literature. Second Edition. American National Red Cross. 2007. 〈http://www.sld.cu/galerias/pdf/sitios/anestesiologia/practical_guidelines_blood_transfusion.pdf〉
11. Mason DY, Ingram GI. Management of the hereditary coagulation disorders. Semin Hematol 1971 ; 8 : 158–88.
12. Rahe-Meyer N, Pichlmaier M, Haverich A, et al. Bleeding management with fibrinogen concentrate targeting a high-normal plasma fibrinogen level: a pilot study. Br J Anaesth 2009 ; 102 : 785–92.
13. Bolliger D, Gonsahn M, Levy JH, et al. Is preoperative fibrinogen predictive for postoperative bleeding after coronary artery bypass grafting surgery? Transfusion 2009 ; 49 : 2006–7; author reply 2007–8.
14. Karlsson M, Ternström L, Hyllner M, t al. Prophylactic fibrinogen infusion reduces bleeding after coronary artery bypass surgery. A prospective randomised pilot study. Thromb Haemost 2009 ; 102 : 137–44.

症例，その前に 2
出血治療に用いる血液製剤およびに血漿分画製剤とその薬価

きめ細かな治療戦略でコスト減をはかる

さすがに「原材料は献血なのだから血液製剤はタダみたいなものさ」と考える読者は皆無だろうが，実際のコストをどれだけ意識して血液製剤を用いているだろうか。

コストとは，使用した製剤の薬価の単純な総計ではない。輸血に伴うさまざまなリスク（容量負荷，必要投与時間，合併症など）も含めた"コスト"を意識して，製剤選択を行いたい。

血漿分画製剤は後天性の凝固因子欠乏症には適応がない

日本の血液製剤はすべて献血から精製され，献血からは血液製剤（いわゆる輸血）と血漿分画製剤が作られる（図1）。

血液製剤には全血製剤，赤血球製剤，血漿製剤，血小板製剤の4種類が存在するが（表1），最近の輸血療法は必要な成分を適宜補充するというのが基本であり，出血治療には主に赤血球液 red blood cells（RBC），新鮮凍結血漿 fresh frozen plasma（FFP），血小板濃厚液 platelet concentrate（PC）

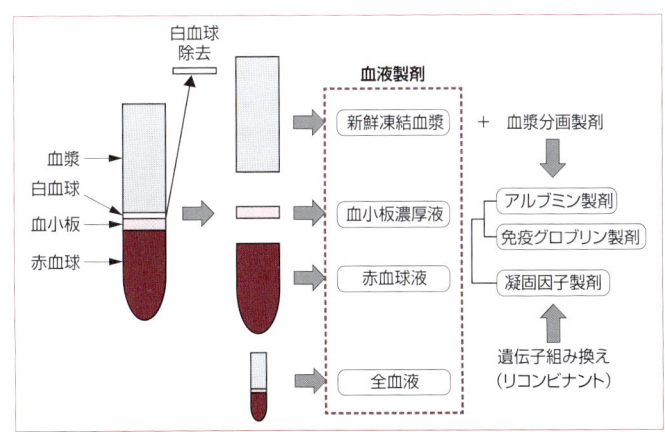

図1 血液製剤および血漿分画製剤
人血液からは白血球除去の後，主に全血液，赤血球液，血小板濃厚液，新鮮凍結血漿が精製される。血漿からは新鮮凍結血漿以外にアルブミン製剤，免疫グロブリン製剤，凝固因子製剤などが精製され，フィブリン糊なども血漿から作られる。一部の凝固因子製剤はハムスター細胞株を使用したリコンビナント製剤も存在する。

	製剤名（一般名）	略号	算定内容量	薬価（円）
全血製剤	人全血液-LR「日赤」（人全血液）	WB-LR-1	200 mL	8,160
		WB-LR-2	400 mL	16,320
	照射人全血液-LR「日赤」（人全血液）	Ir-WB-LR-1	200 mL	8,881
		Ir-WB-LR-2	400 mL	17,757
赤血球製剤	赤血球液-LR「日赤」（人赤血球液）	RBC-LR-1	140 mL	8,402
		RBC-LR-2	280 mL	16,805
	照射赤血球液-LR「日赤」（人赤血球液）	Ir-RBC-LR-1	140 mL	8,864
		Ir-RBC-LR-2	280 mL	17,726
血漿製剤	新鮮凍結血漿-LR「日赤」120（新鮮凍結人血漿）	FFP-LR120	120 mL	8,955
	新鮮凍結血漿-LR「日赤」240（新鮮凍結人血漿）	FFP-LR240	240 mL	17,912
	新鮮凍結血漿-LR「日赤」480（新鮮凍結人血漿）	FFP-LR480	480 mL	23,617
血小板製剤	濃厚血小板-LR「日赤」（人血小板濃厚液）	PC-LR-1	20 mL	7,762
		PC-LR-2	40 mL	15,523
		PC-LR-5	100 mL	39,665
		PC-LR-10	200 mL	79,007
		PC-LR-15	250 mL	118,499
		PC-LR-20	250 mL	157,999
	照射濃厚血小板-LR「日赤」（人血小板濃厚液）	Ir-PC-LR-1	20 mL	7,836
		Ir-PC-LR-2	40 mL	15,671
		Ir-PC-LR-5	100 mL	39,900
		Ir-PC-LR-10	200 mL	79,478
		Ir-PC-LR-15	250 mL	119,204
		Ir-PC-LR-20	250 mL	158,938

表1　主な血液製剤の薬価（2015年9月現在）

の3種が使用される。

血漿分画製剤にはアルブミン製剤，免疫グロブリン製剤，凝固因子製剤などが含まれる。凝固因子製剤は人血漿由来またはリコンビナントに分類でき，その適応は原則として先天性凝固因子欠乏症患者の出血治療やインヒビター（凝固因子製剤に対する後天性抗体）保有患者のバイパス療法であり，大量出血などの後天性凝固因子欠乏症には適応がない。

血液製剤だけの投与ではフィブリノゲンがなかなか上昇しない

現在，日本で出血に対する治療選択肢は血液製剤だけであり，RBCとPCは他に代わる製剤がない。FFPは成分としてすべての凝固因子，アンチトロンビンなどの抗凝固因子，アルブミンを含むが，これらは血液由来またはリコンビナントの凝固因子製剤も存在する（**表2**）。

失われた血液をその血液製剤で補うことは自然に思えるが，ここで一つ問題となるのはその投与量である。仮に2000 mLの出血に対し，すべての成分を血液製剤で補充した場合，RBC 2単位×5＋FFP 480 mL×2＋PC 10単位×1として，その投与量は約2500 mLとなる。血液製剤には抗凝固作用をもつ保存液としてCPD（citrate-phosphate-dextrose）液やACD（acid-citrate-dextrose）-A液が含まれるため[*1]，同じ量の全血に比べると容量が多くなってしまう。そのため，心不全患者や小児では投与できる量に限界があり，過剰な容量負荷を避けるために止血に必要な血液

[*1] 「症例，その前に3」41ページ参照。

成分を十分に投与できないといった事態も生じ得る。

特にFFPはRBCやPCと異なり、濃縮されていないため容量負荷となりやすく、投与効率が悪い。体重50 kgの患者が出血によってフィブリノゲンが50 mg/dLまで低下したと仮定した場合、100 mg/dLまで回復するには通常800〜1000 mLのFFPを必要とする。一方で、これだけの血漿を投与すると、当然、ヘモグロビン濃度は希釈性に20〜30％低下するため、RBCの投与も必要となり、結果として1000〜1500 mLの輸血を行うことになる。

この量を短時間で投与するのには限界があり、結果としてフィブリノゲンがなかなか上昇しないために止血に至らず、大量の輸血を続けることになる。大量出血の治療で最も重要なのが外科的止血であることは間違いないが、凝固障害に陥った場合は凝固因子の濃度を短時間で上昇させて止血をはかる必要がある。特に止血に必須の最終基質であるフィブリノゲンは早期に止血限界濃度に達するため[1]、これを維持できないと湯水のごとく血液製剤を使用することになる。

■フィブリノゲン製剤の適応拡大が課題

表1に血液製剤の薬価を示すが、200 mLの血液から精製されるRBC、FFP、PCの薬価を合計すると約25,000円となる。仮に大量出血症例でRBC、FFP、PCを1：1：1で20単位ずつ使用した場合（照射製剤として）、その薬価は約43万円、容量は5160 mLとなる。輸血量の増加は医療費の増加だけではなく、輸血関連急性肺障害 transfusion-related acute associated lung injury（TRALI）やウィルス感染などの輸血関連合併症リスクの増加にもつながり、患者の予後にも大きく影響する[2]。

フィブリノゲンに着目すると、FFP 20単位（480 mL製剤×4）には約4〜5 gのフィブリノゲンが含まれているが、同量の乾燥人フィブリノゲン製剤の薬価は10万〜13万円、容量は200〜250 mLである。単純に薬価で比較すると、フィブリノゲン製剤のほうがややコスト高となるが、容量負荷は1/10であり、短時間でフィブリノゲンを上昇させることができるため、結果として、より少ない量で止血に至る可能性がある。フィブリノゲン製剤を使用し早期に凝固障害治療を行うことで、血液製剤使用量を減少させるとともに治療コストを削減し、死亡率も改善させることが報告されている[3]。

また、FFPと比較するとTRALIのリスクの軽減など安全性も高く治療上の有用性は高い[4,5]。現状では、日本で乾燥人フィブリノゲン製剤が適応となるのは先天性低フィブリノゲン血症に限られており、大量出血などによる後天性低フィブリノゲン血症には適応がない。日本の出血治療を、より質の高いものにするには、フィブリノゲン製剤の適応拡大が重要課題である。

■凝固過程の全体を考える

フィブリノゲン補充だけに着目した場合は、FFPの投与効率は決してよいとはいえないが、FFPには凝固因子、抗凝固因子、抗線溶因子などをバランスよく含むという利点もある。凝固障害が進行し、フィブリノゲンだけではなくトロンビン産生に必要な凝固因子も不足した場合は、フィブリノゲンの補充だけではトロンビン産生が不十分でフィブリン産生に至らず、良好な止血は得られない。そのような病態ではフィブリノゲンの補充だけではなく、FFPの投与も必要となる。大量出血の治療では一つの因子に依存するのではなく、凝固過程全体を考えて必要な補充療法を行う必要がある。

（香取　信之）

凝固因子	製剤名（一般名または成分）	製造元	規格	薬価（円）	適応	備考
I	フィブリノゲンHT「ベネシス」（乾燥人フィブリノゲン）	日本血液製剤機構	1 g	25,214	・先天性低フィブリノゲン血症の出血傾向	人血漿由来（国内：献血）
II	ファイバ（第II，VII，IX，X因子およびその活性型）	バクスター	500 単位	92,352	・第VIIIまたは第IX因子に対するインヒビター保有患者の出血傾向	人血漿由来（米国：非献血）
			1000 単位	191,559		
VII	ノボセブンHI（エプタコグアルファ）	ノボノルディスク ファーマ	1 mg	99,953	・同上 ・後天性血友病患者の出血傾向 ・先天性第VII因子欠乏症患者の出血傾向 ・Glantzmann血小板無力症患者の出血傾向	遺伝子組み換えシリンジ製剤
			2 mg	194,400		
			5 mg	463,039		
			8 mg	722,697		
VIII	クロスエイトMC（乾燥濃縮人血液凝固第VIII因子）	日本血液製剤機構	250 単位	19,185	・第VIII因子欠乏症患者の出血傾向	人血漿由来（国内：献血）モノクローナル抗体吸着により，vWFをほとんど含まない
			500 単位	35,268		
			1000 単位	65,289		
			2000 単位	未収載		
	コンコエイトHT（乾燥濃縮人血液凝固第VIII因子）		500 単位	35,268		人血漿由来（国内：献血）vWF1000単位を含む
	コンファクトF（乾燥濃縮人血液凝固第VIII因子）	化学及血清療法研究所	250 単位	19,185	・第VIII因子欠乏症患者およびvWF欠乏症患者の出血傾向	人血漿由来（国内：献血）それぞれの製剤は400，800，1600単位のvWFを含む
			500 単位	35,268		
			1000 単位	65,289		
	コージネイトFS（オクトコグアルファ）	バイエル薬品	250 単位	36,770	・第VIII因子欠乏症患者の出血症状	遺伝子組み換えvWFを含まない
			500 単位	67,345		
			1000 単位	131,858		
	アドベイト（ルリオクトコグアルファ）	バクスター	250 単位	21,996		
			500 単位	40,970		
			1000 単位	75,977		
			2000 単位	140,897		

表2　主な凝固因子製剤および凝固関連因子製剤（2015年9月現在）

文献

1. Hiippala ST, Myllylä GJ, Vahtera EM. Hemostatic factors and replacement of major blood loss with plasma-poor red cell concentrates. Anesth Analg 1995 ; 81 : 360-5.
2. MacLennan S, Barbara JA. Risks and side effects of therapy with plasma and plasma fractions. Best Pract Res Clin Haematol 2006 ; 19 : 169-89.
3. Nardi G, Agostini V, Rondinelli B, et al. Trauma-induced coagulopathy: impact of the early coagulation support protocol on blood product consumption, mortality and costs. Crit Care 2015 ; 19 : 83.
4. Warmuth M, Mad P, Wild C. Systematic review of the efficacy and safety of fibrinogen concentrate substitution in adults. Acta Anaesthesiol Scand 2012 ; 56 : 539-48.
5. Kozek-Langenecker S, Sørensen B, Hess JR, et al. Clinical effectiveness of fresh frozen plasma compared with fibrinogen concentrate: a systematic review. Crit Care 2011 ; 15 : R239.

凝固因子	製剤名（一般名または成分）	製造元	規格	薬価（円）	適応	備考
IX	クリスマシンM（乾燥濃縮人血液凝固第IX因子）	日本血液製剤機構	400 単位	26,980	・第IX因子欠乏症患者の出血傾向	人血漿由来（国内：献血）
			1000 単位	56,393		
	PPSB-HT「ニチヤク」（乾燥濃縮人血液凝固第IX因子）	日本製薬	200 単位	13,977		
			500 単位	31,822		
	ノバクトM（乾燥濃縮人血液凝固第IX因子）	化学及血清療法研究所	400 単位	18,019		
			500 単位	22,160		
			800 単位	32,321		
			1000 単位	38,664		
			1600 単位	56,393		
			2000 単位	67,460		
	ベネフィクス（ノナコグアルファ）	ファイザー	500 単位	54,690		遺伝子組み換え
			1000 単位	107,135		
			2000 単位	212,026		
			3000 単位	316,085		
XIII	フィブロガミンP（乾燥濃縮人血液凝固第XIII因子）	CSLベーリング	健常人血漿1 mL中活性の240倍以上	8,173	・先天性，後天性第XIII因子欠乏による出血傾向 ・第XIII因子欠乏に伴う縫合不全および瘻孔 ・Schönlein-Henoch紫斑病	人血漿由来（米国，ドイツ，オーストリア：非献血）
AT	ノイアート（乾燥濃縮人 AT-III）	日本血液製剤機構	500 単位	28,972	・先天性 AT 欠乏に基づく血栓傾向 ・AT 低下を伴う DIC	人血漿由来（国内：献血）
			1500 単位	74,645		
	献血ノンスロン（乾燥濃縮人 AT-III）	日本製薬	500 単位	27,522		
			1500 単位	72,255		
	アンスロビンP（乾燥濃縮人 AT-III）	化学及血清療法研究所	500 単位	27,522		
			1500 単位	72,255		
TM	リコモジュリン（トロンボモデュリンアルファ）	旭化成ファーマ	12800 単位	39,448	・DIC	遺伝子組み換え
PC	アナクトC（乾燥濃縮人活性化プロテインC）	化学及血清療法研究所	2500 単位	320,903	先天性 PC 欠乏症に起因する深部静脈血栓症，急性肺血栓塞栓症，電撃性紫斑病	人血漿由来（国内：献血）

製剤名から「静注用」「注射用」などの投与法に関する記載名称は除いた。
AT：アンチトロンビン，DIC：播種性血管内凝固，TM：トロンボモジュリン，PC：プロテインC，vWF：von Willebrand 因子。

表2　続き

症例，その前に 3
輸血用血液製剤と輸液の混合について

混合・混注が可能になるのは生理食塩液だけ

一般に，輸血用血液製剤を希釈する機会はほとんどないが，同じ静脈路から輸血と輸液を同時に行うことはあり得る。薬剤に混合禁忌があるように，輸血用血液製剤も不用意に輸液と混注すると凝固や溶血を生じる。

■ クエン酸ナトリウムの添加でトロンビン産生を阻害

そもそも血液は，採血直後から凝固系が活性化し，数分で凝固する。しかし血液凝固因子，特にビタミK依存性凝固因子（第Ⅱ，Ⅶ，Ⅸ，Ⅹ因子）は活性化にイオン化カルシウムの存在を必須とするため（凝固制御因子であるプロテインC，プロテインSもカルシウムを必要とする），輸血用血液製剤には凝固阻止薬としてクエン酸ナトリウムが添加されている。

クエン酸は体内にも存在する物質だが，2価の金属イオンと結合し安定した錯体を形成するため，血中のイオン化カルシウムと結合し，トロンビン産生を阻害する[1]。トロンビン産生がなければフィブリンを生じることはないので，輸血用血液製剤は凝固することなく保存が可能となる。また，トロンビンには強力な血小板活性化作用もあるので，トロンビン産生を阻害することで血小板の保存も可能となる。

■ カルシウムを含む製剤との混合・混注は禁忌

血液製剤には血液だけではなく，ACD（acid-citrate-dextrose）–A液，CPD（citrate-phosphate-dextrose）液，MAP（mannitol-adenine-phosphate）液といった抗凝固作用

をもつ保存液が含まれている。

　一般に，全血採血にはACD-A液またはCPD液が，成分採血にはACD-A液が用いられる（表1）。赤血球液 red blood cells（RBC）は，採取血200 mLに対しCPD液28 mLを加え，血漿成分と白血球を除去した後にMAP液を約46 mL添加して作られる。ACD-A液は血液100 mLに対し15 mL，CPD液は血液200 mLに対し28 mL（400 mLバッグには56 mL）が添加されるので，ACD-A液，CPD液を添加した血液中のクエン酸濃度は14 mmol/L前後になる。血中のイオン化カルシウム濃度は0.8〜1.2 mmol/L（総カルシウム濃度は2.2〜2.6 mmol/L）なので，凝固阻止薬の添加によって血中のイオン化カルシウムのほとんどがキレートされ，凝固能を失う。

　一方，クエン酸濃度を上回るカルシウムを加えれば凝固能は回復するので，輸血用血液製剤とカルシウムを含んだ輸液を混合すると，点滴セットや輸血セット内でフィブリン塊を生じる。したがって，カルシウムを含む製剤との混合・混注は行ってはならない。

保存液	成分	W/V %
ACD-A液	クエン酸ナトリウム水和物	2.20
	クエン酸水和物	0.80
	グルコース	2.20
CPD液	クエン酸ナトリウム水和物	2.63
	クエン酸水和物	0.327
	グルコース	2.32
	リン酸水素ナトリウム	0.251
MAP液	D-マンニトール	1.457
	アデニン	0.014
	リン酸二水素ナトリウム	0.094
	クエン酸ナトリウム水和物	0.150
	クエン酸水和物	0.020
	グルコース	0.721
	塩化ナトリウム	0.497

W/V：weight/volume

表1　血液製剤に混合される保存液の成分比較

血漿と浸透圧が等しい製剤を選択

全血製剤や赤血球液などの赤血球を含む血液製剤では，赤血球の形態変化に注意する必要がある。赤血球は低張液中では膨張して溶血し，高張液中では水分を失って収縮変形する。0.9％塩化ナトリウム溶液（浸透圧：約300 mOsm/L）では赤血球の形態は保たれるが，0.5％で溶血し始め，0.35％ではすべて溶血する[2]。

　したがって，赤血球を含む製剤と混合・混注する場合は，血漿と浸透圧が等しい製剤を選択しなくてはならない。また，ここで注意が必要なのは溶質の種類である。5％グルコース溶液の浸透圧は血漿とほぼ等しいが（278 mOsm/L），グルコースは赤血球内に移行するため，水も赤血球内に移動し，赤血球は膨張し溶血する。

　赤血球内への流入は糖質によって異なり，グルコースと同様の現象はフルクトース溶液でも起こるが，10％マルトース溶液や5％キシリトール溶液では溶血の程度は0.9％塩化ナトリウム溶液とほぼ同等である[3]。しかし，電解質をまったく含まない溶液は赤血球膜の陰イオン帯電が消失し連銭形成をきたすため，凝集し泥状となる。

　ここまでの条件を考慮すると，晶質液で輸血用血液製剤と混合・混注可能なのは0.9％塩化ナトリウム溶液，すなわち生理食塩液だけである。ヒドロキシエチルデンプン hydroxyethylated starch（HES）製剤は分子量が大きく，赤血球膜を通過しないためグルコースのような溶血は生じない。浸透圧も塩化ナトリウムで調整しているため，カルシウムを含まないHES製剤との混合・混注は比較的安全と考えられている。

（香取　信之）

文　献

1. 須合輝子．Vitamin K依存性凝固因子のCaイオン結合．日血栓止血会誌 1995；6：252-64．
2. 桑木共之．体液の循環成分としての血液，血液とリンパの循環力学．In：岡田泰伸監訳，井上真澄，上

田陽一ほか．ギャノング生理学 原書23版．東京：丸善, 2011：608-44.
3. 小堀正雄, 高橋巌太郎, 岡本健一郎ほか．赤血球希釈液としての糖質の研究．昭和医会誌 1987；47：563-7.

症例検討

症例 1
ワルファリン内服患者の脳出血

術中の出血に対しては，血液の量と質を同時に評価して対処する

一過性脳虚血発作（TIA）や心房細動（AF）の患者には，脳梗塞を予防する目的でワルファリンなどによる抗凝固療法が行われるが，ワルファリンの作用は個人差が大きく，コントロールも難しい。ワルファリンによる抗凝固療法中に脳出血を発症するリスクは0.3～3.7％とされているため，治療を開始する際には，治療中のコントロールだけでなく，脳出血発症時のワルファリン緊急拮抗にも熟知しておく必要がある。

本章ではワルファリン内服中に脳出血を発症した症例を提示し，ワルファリン療法の適応と問題点，急性期におけるワルファリンの拮抗，周術期の止血管理について解説する。

初期経過

68歳の男性。身長160 cm，体重70 kg。午前8時30分ごろ，頭痛と左上下肢の麻痺を自覚した。家人が救急搬送を要請し，9時40分病院に到着した。5年前から高血圧，糖尿病，糖尿病性腎症に対して加療中であったが，収縮期血圧は常に160～180 mmHgであった。3か月前，急に呂律が回らなくなり，1時間ほど持続した後，症状が消失した。かかりつけの医療機関を受診し，TIAと診断された。その際，AFを指摘され，以降，ワルファリンを内服していたが，コントロールは不良であったという。

来院時の身体所見は，血圧200/117 mmHg，心拍数87 bpm，不整。意識レベルはジャパンコーマスケール（JCS)-2だった。

■脳梗塞発症リスク患者の抗凝固療法

◎ TIA，AF患者の脳梗塞発症リスク

本症例は3か月前にTIAのエピソードがきっかけとなってAFの存在が判明している。AFとは，心房筋の無秩序な興奮により正常な房室調律が損なわれる不整脈疾患である。AFがあると，心房内に血液がうっ滞し，特に左心耳に血栓を形成しやすい。そして心房内血栓はTIA，脳梗塞の危険因子である。

TIAを発症すると，48時間以内に脳梗

塞を発症する可能性が高い[1]。TIA 後早期に脳梗塞を発症する危険度の評価として ABCD[2] スコアが用いられる[2]（**表1**）。本症例の TIA 発症当時，ABCD[2] スコアは6点で，48時間以内に脳梗塞をひき起こす危険率は 8.1％ であった。AF 患者の脳梗塞発症リスク評価には CHADS[2] スコア[3] や CHA[2]DS[2]-VASc スコア[4] が用いられる（**表2**）。これらのスコアが高いほど脳梗塞発症の危険性が高まることが知られている。本症例の CHADS[2] と CHA[2]DS[2]-VASc スコアは，それぞれ4点と5点で，脳梗塞発症の危険率はそれぞれ1年あたり 8.5％ と 6.7％ であった。

◎ AF に対する抗凝固療法の選択肢

本症例のように，脳梗塞発症の高リスク患者（CHADS[2] スコア2点以上）は，血栓塞栓症予防のために抗凝固療法が行われる[5]。心臓弁膜症以外の原因による AF（非弁膜症性 AF）では，抗凝固薬としてビタミンKエポキシド還元酵素阻害薬であるワルファリンのほか，直接トロンビン阻害薬（ダビガトラン）や第Xa因子阻害薬（リバーロキサバンなど）のような非ビタミンK阻害経口抗凝固薬 non-vitamin K antagonist oral anticoagulants（NOACs）が用いられる。

◎ NOACs，ワルファリン作用と腎機能

ダビガトランやリバーロキサバンといった NOACs は，標的であるトロンビン，第Xa因子をそれぞれ直接阻害する。このため NOACs は，ワルファリンに比べて効果発現時間，半減期がともに短く，血中濃度のモニタリングを必要としないという特徴をもつ（表4参照）。

NOACs の排泄は腎機能に依存しており，特にダビガトランは投与量の 85％ が腎臓から活性体として排泄される。このため NOACs を投与する際は，患者のクレアチニンクリアランスに応じて投与量が決定される。透析患者など，著しく腎機能の低下した患者に対する NOACs の投与は禁忌である。

一方，ワルファリンは肝臓で不活化され，腎臓から排泄される。代謝産物は薬理活性

項目	基準	点数（点）
Age　年齢	≧60歳	1点
Blood pressure 血圧	収縮期血圧＞140 mmHg, 拡張期血圧≧90 mmHg，または両方	1点
Clinical features 臨床的特徴	一側の脱力 脱力を伴わない言語障害 その他	2点 1点 0点
Duration 症状持続時間	60分以上 10〜59分 10分未満	2点 1点 0点
Diabetes 糖尿病	あり なし	1点 0点
TIA 後48時間以内の脳梗塞発症率 0〜3点：低リスク（1.0％） 4〜5点：中リスク（4.1％） 6〜7点：高リスク（8.1％）		

表1　ABCD[2] スコア
〔Johnston SC, Rothwell PM, Nguyen-Huynh MN, et al. Validation and refinement of scores to predict very early stroke risk after transient ischaemic attack. Lancet 2007；369：283-92 より〕

項目	点数 CHADS[2]	点数 CHA[2]DS[2]-VASc
Chronic heart failure, LV dysfunction 心不全，左室収縮能障害	1	1
Hypertension 高血圧	1	1
Age 年齢（75歳以上）	1	2
Age 年齢（65〜74歳）	—	1
Diabetes 糖尿病	1	1
Stroke, TIA 脳梗塞，一過性脳虚血発作の既往	2	2
Sex category（女性）	—	1
Vascular disease 血管疾患	—	1
満点	6	9

脳梗塞発症率（％）										
点	0	1	2	3	4	5	6	7	8	9
CHADS[2] スコア	1.9	2.8	4.0	5.9	8.5	12.5	18.2	—	—	—
CHA[2]DS[2]-VASc スコア	0	1.3	2.2	3.2	4.0	6.7	9.8	9.6	6.7	15.2

表2　CHADS[2] スコアと CHA[2]DS[2]-VASc スコア
〔Gage BF, Waterman AD, Shannon W, et al. Validation of clinical classification schemes for predicting stroke: results from the National Registry of Atrial Fibrillation. JAMA 2001；285：2864-70 および Camm AJ, Kirchhof P, Lip GY, et al. Guidelines for the management of atrial fibrillation: the Task Force for the Management of Atrial Fibrillation of the European Society of Cardiology (ESC). Eur Heart J 2010；31：2369-429 より作成〕

をもたないために腎機能に影響を受けないといわれている。しかし最近の研究により，高齢 AF 患者に対するワルファリン治療では，出血性合併症（消化管出血）の発生頻度は低腎機能患者で有意に高いことが示された[6]。したがって，ワルファリン投与でも，患者の腎機能に留意する必要がある。高度の腎機能障害をもつ患者に対するワルファリン療法は，やむを得ない場合を除いて禁忌となっている。

◎血液凝固カスケードとビタミン K

ビタミン K は天然に存在する脂溶性ビタミンで（ミニ知識1），グルタミン酸残基をカルボキシ化してγ-カルボキシグルタミン酸（Gla）にする反応に必要な補酵素である（図1）。ある種のタンパクは生理活性部位に Gla 残基をもっており，ビタミン K 依存性タンパクとよばれる。血液凝固因子であるプロトロンビン，第VII因子，第IX因子，第X因子や，凝固制御因子であるプロテイン C，プロテイン S は，ビタミン K 依存性タンパクであることが知られている。これらビタミン K 依存性凝固因子は血液凝固カスケードの主要な部分を構成する（図2）。

プロテイン C はトロンボモジュリンとトロンビンによって活性化され，プロテイン S とともに活性型第 V 因子（FVa）と活性型第VIII因子（FVIIIa）を阻害する。ビタミン K 依存性凝固因子，凝固制御因子の血中濃度と血中半減期を表3に示す[7]。

ミニ知識 1

ビタミン K

デンマークの生理学者 Henrik Dam は，血液凝固に関与する脂溶性物質が食物中に存在することをニワトリの実験によって示し，この物質を凝固ビタミン（Koagulationsvitamin）と称した。ビタミン K の K はこの Koagulation に由来する。Dam はこの業績により 1943 年にノーベル賞を受賞した。現在，天然には 2 種類のビタミン K（VK₁，VK₂）が存在することが知られている。VK₁ は緑黄色野菜に多く含まれる。VK₂ は細菌によって合成され，乳製品，納豆に多く含まれる。また，VK₂ は腸内細菌叢によっても産生される。

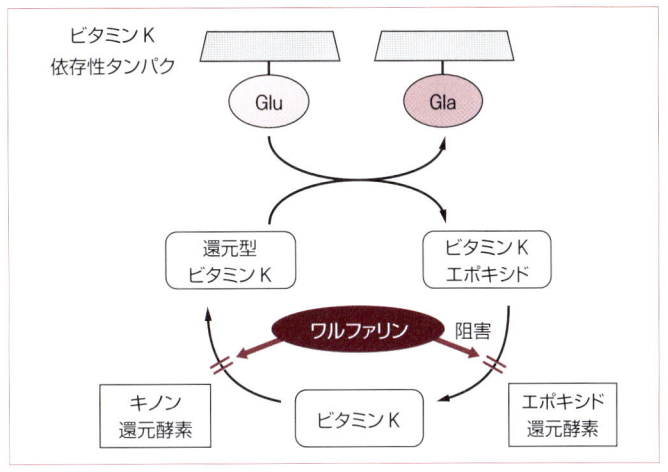

図1　ビタミンKの作用とワルファリンの作用機序
ビタミンK依存性タンパクは，活性部位のグルタミン酸（Glu）残基のカルボキシ化によって生理活性をもつ。ビタミンKはキノン還元酵素によって還元型ビタミンKとなり，Glu にカルボキシル基を渡した後にエポキシドとなる。ビタミンKエポキシドは還元酵素によりビタミンKに戻る（ビタミンKサイクル）。ワルファリンはビタミンKサイクルに関与する二つの酵素を阻害することによりビタミンK依存性タンパクの産生を低下させる。

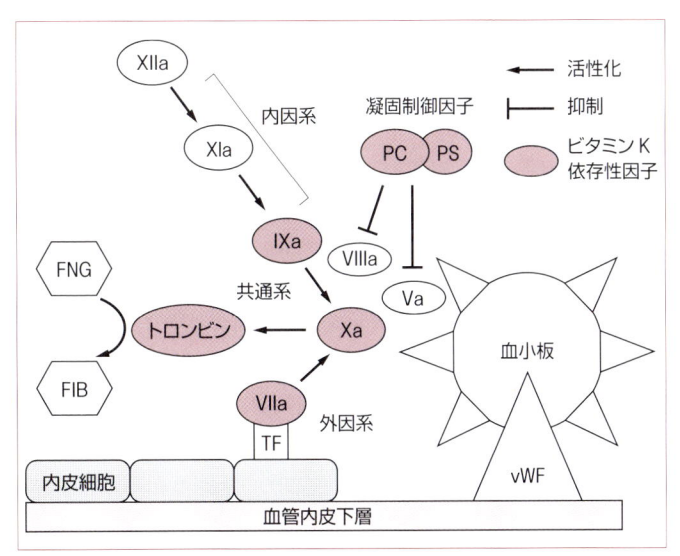

図2　ビタミンK依存性凝固因子・凝固制御因子
血液凝固に関与する因子と凝固制御因子を示す。
a：活性型，FIB：フィブリン，FNG：フィブリノゲン，TF：組織因子，PC：プロテイン C，PS：プロテイン S，vWF：von Willebrand 因子．

凝固因子	分子量（kDa）	血中濃度（μg/mL）	半減期（時間）
プロトロンビン（第Ⅱ因子）	72	50〜100	60〜100
第Ⅶ因子	50	0.4〜0.7	1.5〜5
第Ⅸ因子	55	5〜10	20〜24
第Ⅹ因子	58	5〜10	24〜48
プロテインC	80	2〜5	6〜8
プロテインS	62	20〜30	48〜72

表3 ビタミンK依存性凝固因子・凝固制御因子
（青崎正彦，岩出和徳，越前宏俊監修. Warfarin 適正使用情報第3版. 東京：エーザイ株式会社, 2014.〈http://www.eisai.jp/medical/products/warfarin/proper-use/WF_T_AUI.pdf〉より作成）

分類	ビタミンK阻害薬	NOACs			
		直接トロンビン阻害薬	直接Xa因子阻害薬		
一般名	ワルファリン	ダビガトラン	リバーロキサバン	アピキサバン	エドキサバン
商品名	ワーファリン，など	プラザキサ	イグザレルト	エリキュース	リクシアナ
適応	血栓塞栓症の治療および予防	非弁膜症性心房細動患者における虚血性脳卒中，および全身性塞栓症の発症抑制			
効果発現時間（時間）	12〜24	3〜6	2.5〜4	1〜4	1
半減期（時間）	37〜44	10〜12	5〜13	8〜10	10〜14
代謝	肝（CYP）	肝（グルクロン酸抱合）	肝（CYP）	肝臓（CYP）	肝臓（CYP）
腎排泄	約30 %（うち未変化型1 %未満）	85 %	66 %（うち未変化型36 %）	27 %	35 %
効果判定法	PT-INR	なし			
拮抗薬	ビタミンK，FFP，PCC	なし			
透析による除去	不可	可	不可	不可	不可

CYP：肝臓シトクロムP450系酵素，PT-INR：プロトロンビン時間国際標準化比，FFP：新鮮凍結血漿，PCC：プロトロンビン複合体濃縮製剤．

表4 ワルファリンと非ビタミンK阻害経口抗凝固薬（NOACs）

◎ワルファリンの効果には個人差があるため，治療中はモニタリングが必要

ワルファリンは，肝臓でビタミンK依存性凝固因子の合成を間接的に阻害することにより，抗凝固作用を発揮する（**表4**，**臨床メモ1**）。ワルファリン投与開始からビタミンK依存性凝固因子の活性が低下するまでには時間がかかり，個人差が大きい。このためワルファリン療法中は抗凝固効果のモニタリングが必要となる。

ワルファリンは内因系，外因系，共通系カスケードを構成する主要な凝固因子を阻害するため，プロトンビン時間（PT），活性化部分トロンボプラスチン時間（APTT）をともに延長させる。なかでも，最も半減期が短い第Ⅶ因子が最初に影響を受けるため，PTがAPTTより鋭敏にワルファリンの効果を反映する。PTは測定に用いる試薬によって施設間で結果が異なるため，PT実測値に演算処理を加えた国際標準化比（PT-INR）が効果判定に用いられる（**ミニ知識2**）。本症例の治療目標はPT-INR 2.0〜3.0である。

臨床メモ 1

ワルファリンの副作用

ワルファリンによってビタミン K の作用が阻害されると，血液凝固因子以外のビタミン K 依存性タンパクであるオステオカルシン，マトリックス Gla タンパク（MGP）なども阻害されることになる。

血液凝固制御因子であるプロテイン C の効果が阻害されると，一時的に凝固亢進状態となり，皮膚や脂肪組織の壊死をきたすことがある（ワルファリン誘導性皮膚壊死）。ワルファリン誘導性皮膚壊死はワルファリン内服後の数日で発症し，乳房や臀部など，皮下脂肪の多い部位に好発する。

オステオカルシンは骨形成促進因子であり，骨のオステオカルシン作用が阻害されると骨形成が阻害される。

MGP は血管や脂肪組織におけるカルシウム沈着を防いでいる[8,9]ため，MGP が阻害されると全身の血管・軟部組織で石灰化が亢進し，動脈硬化を悪化させる。特に，慢性腎不全患者では動脈が石灰化によって閉塞し，軟部組織が壊死する（calciphylaxis）ことが知られている。

ワルファリン投与を受けた妊婦の児のうち 15〜25％に鼻形成低，小頭症，心奇形，発育障害などが起きる（胎児性ワルファリン症候群）。このため，妊婦に対するワルファリン投与は禁忌である。

ミニ知識 2

PT-INR の計算法

PT-INR は以下の式で計算される。

$$PT\text{-}INR = \left(\frac{患者血漿のPT}{標準血漿のPT}\right)^{ISI}$$

ISI（international sensitivity index）は各 PT 試薬の感受性を示す指標値である。

健常人の INR は 0.8〜1.2 の範囲内にある。

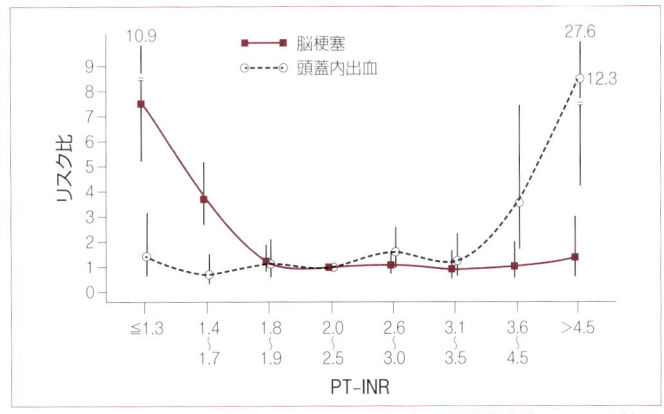

図 3 ワルファリン療法中の PT-INR と脳梗塞，頭蓋内出血のリスク比
(Singer DE, Chang Y, Fang MC, et al. Should patient characteristics influence target anticoagulation intensity for stroke prevention in nonvalvular atrial fibrillation?: the ATRIA study. Circ Cardiovasc Qual Outcomes 2009 ; 2 : 297-304 American Heart Association.)

◎ PT-INR が＜2.0 で脳梗塞，＞3.0 で脳出血のリスクが高くなる

ワルファリンへの反応は個人差が大きく，至適投与量を見定めることが難しい。食物から摂取されるビタミン K や種々の薬物に大きな影響を受ける。特に納豆などのビタミン K を多く含む食物の摂取制限を同時に行う必要がある。また，ワルファリンはタンパク結合率が高く，血漿タンパク量の低下した高齢者では作用が増強しやすい。さらに，高齢者では代謝の低下により半減期が延長する[10]。このため，PT-INR を適正範囲内に維持することはしばしば困難である。PT-INR が 2.0 を下回ると脳梗塞のリスクが高くなり，3.0 を上回ると脳出血のリスクが高くなる[11]（図 3）。

ワルファリン療法に伴う脳出血のリスク評価には，HAS-BLED スコアが用いられる[12]（表 5）。3 点以上で脳出血のリスクが高くなる。臨床経過から算定した本症例の

項目	スコア
Hypertension 高血圧（収縮期血圧≧160 mmHg）	1
Abnormal renal and liver function 腎機能異常*，肝機能異常	1 または 2
Stroke 脳卒中	1
Bleeding 出血または出血傾向	1
Labile INRs PT-INR コントロール不良	1
Elderly 高齢（>65 歳）	1
Drugs, Alcohol 抗血小板薬，NSAIDs，アルコール	1 または 2
計	9 点

1 年以内に脳出血を発症する確率（%）

0 点	1 点	2 点	3 点	4 点	5 点
1.13	1.02	1.88	3.74	8.70	12.50

3 点以上を高リスク群とする。

＊：血清クレアチニン値 200 μmol/L（2.2 mg/dL）以上。

表 5 HAS-BLED スコア
〔Pisters R, Lane DA, Nieuwlaat R, et al. A novel user-friendly score (HAS-BLED) to assess 1-year risk of major bleeding in patients with atrial fibrillation: the Euro Heart Survey. Chest 2010；138：1093-100 より作成〕

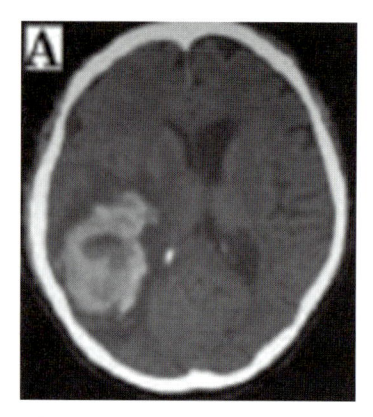

図 4 右側頭葉頭頂葉に認められる皮質下出血

HAS-BLED スコアは 4 点で，1 年以内に脳出血を発症するリスクは 8.7 % であった。

その後の経過 1

AF に伴う脳梗塞予防のために 3 か月前からワルファリン療法を開始したが，治療中の PT-INR は不安定で，脳梗塞，脳出血のリスクが高まっていたと考えられる。症状からも，脳卒中が疑われたため，血液検査（血算，血液生化学，凝固検査）のための採血を行ってから確定診断のため X 線 CT 室に移送した。午前 10 時 10 分，緊急脳 CT を施行し，右側頭葉頭頂葉皮質下出血を認めた**（図 4）**。撮影後，呼びかけに反応せず，呼吸が不規則となっていたため気管挿管を行った。

血液検査の結果は，ヘモグロビン（Hb）値 9.7 g/dL，血小板数 13.3×10⁴/mm³，クレアチニン 1.30 mg/dL，血糖値 182 mg/dL，PT-INR 3.4，APTT 50.4 秒，フィブリノゲン 218 mg/dL だった。

抗凝固療法中の脳出血患者に対する急性期管理

脳出血とは，頭蓋内血管の破綻により脳実質内や周辺組織に血液の貯留をきたす疾患である。脳出血では出血部位の直接的な神経細胞死に加え，血腫の体積効果，炎症に伴う浮腫によって頭蓋内圧が亢進し，脳灌流圧が低下して脳機能が障害される。脳は周囲を頭蓋骨で覆われているため，血腫による少量の体積増加が著明な頭蓋内圧の上昇をひき起こす。

◎脳出血の危険因子となるワルファリン治療

ワルファリン関連脳出血 warfarin-related intracerebral hemorrhage（WRICH）は，ワルファリンを用いた抗凝固療法中の患者の 0.3〜3.7 % に発症するとされ[13]，抗凝固療法開始後早期（3 か月以内）に発症することが多い[14]。抗凝固療法中の患者に発症した脳出血では血腫が増大しやすく，特に PT-INR が 3.0 を超えると血腫量が有意に多くなる[15]。ワルファリン治療は脳出血による死亡の独立した危険因子である[16]。

◎ WRICH への対応

本症例は CT で大きな血腫があり，正中偏位や脳室の圧迫が認められる。頭蓋内圧は

生命に危険を及ぼす域まで上昇していると考えられる．救命目的に行うべき治療としては以下が挙げられる．

頭蓋内圧コントロール

本症例ではすでに血腫の増大による神経症状の悪化を認める．テント上脳出血に対する外科的治療が保存的な治療に比べて有益であるかについては，いまだに議論のあるところであるが[17,18]，頭蓋内圧亢進による脳ヘルニアを回避するために開頭血腫除去が行われる．内科的には脳浮腫を改善する目的で静脈路を確保したうえで高張グリセロールやD-マンニトールなどの浸透圧利尿薬が多く用いられるが，浸透圧利尿薬による治療が予後を改善するかは明らかになっていない．静脈路確保のために血管穿刺を行う際は，患者が易出血性であることに留意して慎重に行うべきである．

血液凝固異常の是正

血液検査の結果がPT-INR 3.4，APTT 50.4秒と，外因系，内因系どちらの凝固因子活性も低下を認める．これはワルファリンの作用によるものと考えてよい．ワルファリン療法に伴って発症した出血性イベントに対しては緊急拮抗（後述）を行い，血腫の増大を阻止する必要がある．

血圧コントロール

血腫の増大を防ぐため，脳出血患者の血圧は収縮期血圧で180 mmHg未満，平均血圧で130 mmHg未満を目標に降圧療法を行う[19]．降圧薬は経静脈的に投与する．日本ではカルシウム拮抗薬のニカルジピン，ジルチアゼムや，硝酸薬のニトログリセリンが用いられることが多い．急激な投与は高度の血圧低下につながる可能性があるため，慎重に投与することが望ましい．脳出血急性期の降圧療法における薬物間の優劣について一定の知見はない．

血糖コントロール

脳卒中発症急性期の高血糖は，生命予後[20]および機能予後不良[21]の危険因子である．著しい高血糖に対してはインスリンを用いる．ただし，高血糖の定義は文献によって異なり，治療目標とすべき明確な基準はない．また，血糖値の厳密な（80～110mg/dL）コントロールにより，予後がどのように改善するのかは明らかになっていない．

その後の経過2

ワルファリン療法に伴う脳出血と診断され，救命目的に開頭血腫除去術の適応となった．またPT-INRが3.4と血液凝固時間の延長をきたしており，ワルファリンの効果を緊急的に拮抗する必要があった．

■ ワルファリンの緊急拮抗法

ワルファリンの緊急拮抗に用いられる製剤を以下に示す[22～24]（**表6**）．

◎ 新鮮凍結血漿

新鮮凍結血漿 fresh frozen plasma（FFP）は，すべての凝固因子を含む血漿製剤で，日本では血液凝固異常の治療に最も頻繁に用いられる．冷凍保存されているために長期保存ができる一方，使用前に融解が必要となるため，投与までに時間がかかる．また，単位体積あたりの凝固因子濃度が低く，ワルファリン作用の拮抗には少なくとも15 mL/kgの投与が必要である．

◎ プロトロンビン複合体濃縮製剤

プロトロンビン複合体濃縮製剤 prothrombin complex concentrate（PCC）はビタミンK依存性凝固因子を高濃度に含む．本来，インヒビター（抗体）をもつ血友病患者の出血に対する治療薬（バイパス療法）として開発された．精製過程によって第Ⅶ因子を含む製剤（4-factor PCC）と含ま

	ビタミンK	新鮮凍結血漿	PCC	rFⅦa
凝固因子	なし	すべて	Ⅱ, Ⅶ, Ⅸ, Ⅹ	Ⅶa
投与量	5〜10 mg	15 mg/kg 以上	25〜50 国際単位/kg*	確立されていない (40〜160 μg/kg**)
投与経路	経口, 静注	静注	静注	静注
保険適応	あり	あり	なし	なし
商品名	ケイツー (エーザイ)	新鮮凍結血漿-LR「日赤」 (日本赤十字)	PPSB-HT「ニチヤク」 (日本製薬), ファイバ(バクスター)	ノボセブン (ノボノルディスク ファーマ)
備考	速効性はない 緩徐に静注	容量負荷に注意	PPSB-HT は少量のヘパリンを含む	大量投与による血栓症の危険性あり

PCC：プロトロンビン複合体濃縮製剤, rFⅦa：遺伝子組み換え活性型凝固第Ⅶ因子.

表6 ワルファリン緊急拮抗に用いられる薬物, 血液製剤
(* Hanley JP. Warfarin reversal. J Clin Pathol 2004；57：1132-9. Schulman S. Clinical practice. Care of patients receiving long-term anticoagulant therapy. N Engl J Med 2003；349：675-83. ** Mayer SA, Brun NC, Begtrup K, et al. Recombinant activated factor Ⅶ for acute intracerebral hemorrhage. N Engl J Med 2005；35：777-85)

い製剤（3-factor PCC）が存在する。

現在，日本では乾燥濃縮人血液凝固第Ⅸ因子複合体（PPSB®-HT「ニチヤク」, 日本製薬）と乾燥濃縮人血液凝固因子抗体迂回活性複合体（ファイバ®, バクスター）が入手可能である。両者とも 4-factor PCC であるが，ファイバ® には活性型の凝固因子が含まれており，APCC ともいわれる。PCC（25〜50 国際単位/kg）はワルファリンの緊急拮抗の第一選択肢として国内外の診療ガイドライン[18,19,25〜28]で推奨されているが，保険適応外である。

◎遺伝子組み換え活性型凝固第Ⅶ因子

遺伝子組み換え活性型凝固第Ⅶ因子(rFⅦa, ノボセブン®) は，遺伝子組み換え技術を用いて合成されたヒト活性型第Ⅶ因子製剤である。PCC と同様，インヒビターをもつ血友病 A, 血友病 B 患者の出血制御目的に開発されたが，外傷患者の大量出血制御に有効であるという報告がなされて以降，種々の出血性イベントに用いられるようになった。しかし，血友病でない脳出血患者に対する rFⅦa 療法は血腫量を減少させても予後の改善につながらず，動脈血栓症の発生頻度が高まったと報告されている[24,29]。

このため，ワルファリン拮抗目的での rFⅦa の使用は，前述のガイドラインでは積極的に推奨されていない。また，rFⅦa をワルファリンの拮抗目的に用いることは PCC と同様，日本では保険適応外である。

◎ビタミン K 製剤

ビタミン K を投与することにより，生体内でのビタミン K 依存性凝固因子の産生を促進させる。ただし，その効果発現には静脈内投与後 6〜12 時間かかるため，直ちにワルファリンの拮抗作用が得られるわけではない。しかし，緊急拮抗時に用いられる血液製剤は作用持続時間が短いため，単回投与ではワルファリンの効果が再燃してしまう。そこで，上記の血液製剤とビタミン K 製剤を合わせて投与することにより，再燃を防ぐ。

ビタミン K 製剤を静脈内投与する際はアナフィラキシー発症に留意し，緩徐に行う[30]。また，人工心臓弁をもつ患者では，後に血栓症をきたすおそれがあるので，投与量に留意する。

ワルファリン拮抗と FFP の問題点

◎ PCC は投与 10 分後に改善

脳出血では，少量の血腫であっても頭蓋内圧を危険な域にまで上昇させ，脳機能に重

大な悪影響を与えることがある。このためWRICHの治療ではワルファリンの拮抗をいかに迅速に行うかが重要である。PCCおよびrFⅦaのPT-INR短縮効果は迅速で，日本で使用可能なPCCであるPPSB®-HTでは，500～1000単位の投与10分後にPT-INRの改善が得られたと報告されている[31]。

◎ **FFPは迅速な効果が期待できない**
一方，FFPでは前二者ほど迅速な効果が得られない。Leeら[32]はWRICHを発症した45例に対して，FFP治療に伴うPT-INRの変化を後向きに検討した。その結果，患者搬入からPT-INRが正常化するまでに中央値で30時間（14.5～49.5時間）もかかっていた。Huttnerら[33]は，WRICHを発症した脳出血患者55例を対象に，PCC，FFP，ビタミンK投与が予後に与える影響を検討した。その結果，2時間以内にPT-INR≦1.4を達成できた割合はPCC群で83.8％，FFP群で38.8％，ビタミンK群で0％であった。またOgawaら[34]は，FFPとPCCのワルファリン拮抗効果を in vitro で比較した。その結果，PT-INRはFFPによって短縮するものの，血漿中のトロンビン生成は回復しておらず，shear stress（ずり応力）下の血栓形成速度は正常化しなかった。

さらに，FFPの大量投与はアナフィラキシー様反応，循環血液量過剰に伴う肺水腫，輸血関連急性肺障害 transfusion-related acute lung injury（TRALI），輸血関連循環過負荷 transfusion-associate circulatory overload（TACO）などの重篤な合併症をひき起こす可能性がある。

以上から，WRICH発症早期には，FFPよりもPCCを用いてワルファリンの拮抗を行うほうが，多くの観点から有利である。

その後の経過3

入室までのあいだにビタミンK製剤（ケイツー®）10 mgを静脈投与した後，赤血球液（RBC）8単位とFFPを8単位オーダーした。PCCやrFⅦaは院内に常備されていなかった。

午前11時30分，手術室に入室し，12時に開頭血腫除去術を開始した。手術室入室までに投与されたFFPは2単位だけであった。術野は易出血性で，手術開始から1時間後の出血量は1100 mLとなった。AFのために心拍，血圧は手術開始時から不安定であったが，血圧の低下が顕著となってきた。

細胞外液の急速輸液に加え，オーダーしてあったFFP 8単位を投与した後に血液検査を行ったところ，Hb値7.6 g/dL，血小板数7.3×10^4/mm^3，PT-INR 2.7，APTT 47秒，フィブリノゲン109 mg/dLであった。

■周術期の血液凝固管理

生理的な血液凝固は，血液凝固因子，血球成分（血小板），血管壁など，多くの因子が相互作用することにより成立する。周術期に起きる血液凝固異常の関与には，以下の要因が挙げられる。

1. 手術操作に伴う出血による血液凝固因子の喪失。
2. 血液の希釈に伴う凝固因子濃度の低下。
3. 低体温，抗凝固薬，アシドーシス，電解質異常（低カルシウム血症）などによる凝固活性の抑制。
4. 線溶亢進。

周術期に確実な止血を達成するためには，これらすべての要因について評価を行い，問題となる部分に対して治療を行う。

◎ **脳外手術での血小板輸血の閾値は$7～10 \times 10^4$/mm^3**

脳神経外科手術では微細な出血が重篤な機能障害につながる可能性があることから，一般手術よりも厳重な血液凝固機能管理が必要である。

厚生労働省の「血液製剤の使用指針（改定版）」[35]では，一般的な手術ではフィブ

リノゲンを 100 mg/dL，血小板数は $5\times10^4/mm^3$ を維持するべきとされている。ただし，周術期におけるフィブリノゲンの下限については，近年 150 mg/dL 以上とすべきであるとの見方が多い。脳外科手術では血小板輸血の閾値を $7\sim10\times10^4/mm^3$ としている。厚生労働省の指針では脳循環障害のある患者では Hb 値を 10 g/dL 程度に維持することが推奨されているが，脳外科手術周術期で赤血球輸血を行う際の至適閾値の違いが予後に与える影響は明らかになっていない[36]。

◎止血困難の原因は，PT-INR，APTT だけでの説明は難しい

本症例ではワルファリンの緊急拮抗に PCC を用いることができず，手術までに FFP が十分に投与されないまま緊急的に手術を行うこととなった。高い PT-INR が必ずしも周術期の大量出血につながるわけではない[37]。しかし，本症例では，ワルファリンの影響で出血量が増えたと考えられる。失血に対して 8 単位（＝960 mL）の FFP と晶質液（量は不明）を投与した結果，貧血，低血小板血症，低フィブリノゲン血症をきたしている。PT-INR，APTT は，ともに見かけ上は改善しているが，血小板数，フィブリノゲンは術前より著明に低下している。

血小板は出血部位で一次止血を行い，同部位で血液凝固反応を進めるうえで必要なリン脂質の供給源となるため，極めて重要である。フィブリノゲンは血餅の最終基質であり，血餅の強度を決定する。すなわち，本症例の止血困難は，術前のワルファリン作用だけでなく，他の血液凝固因子，血小板を含めた凝固系全体の問題ととらえるべきである。

◎凝固因子補充の選択肢

フィブリノゲン濃縮製剤

献血由来の血漿からフィブリノゲンを抽出した粉末製剤である。現在，周術期の低フィブリノゲン血症には保険適応がない。

クリオプレシピテート（クリオ）

FFP を低温下に融解してフィブリノゲンを中心とした一部の凝固因子〔第Ⅷ因子，von Willebrand 因子（vWF），第ⅩⅢ因子〕を析出させた製剤である。クリオにはビタミン K 依存性凝固因子が含まれないためにワルファリンの拮抗には効果がないが，フィブリノゲン血中濃度を急速に上昇させるのに有効である。クリオ製剤は現在，日本赤十字社から供給されないため，各施設で作製する必要がある。

FFP

特定の凝固因子レベルを急激に上昇させることはできないが，出血に伴って失われる凝固因子の補充と同時に循環血液量を是正できる。大量出血の状況下では RBC と FFP を 1：1 の比率で投与する。

血小板濃厚液 platelet concentrate（PC）

1 単位あたり 2×10^{10} 個以上の血小板を含む。本症例（体重 60 kg，循環血液量 4200 mL と仮定）で 10 単位を投与すると，血小板数は約 $3\times10^4/mm^3$ 増加すると推定できる（ミニ知識 3）。有効期間は採血後 4 日と短いため，医療機関における備蓄が困難である。

PCC，rFⅦa

上に挙げた通常の止血治療によって制御できない凝固障害に対して用いられることが

ミニ知識 3

PC 投与後の血小板増加数

PC 投与後の血小板数は次式で推定することができる。

$$予測血小板増加数（/\mu L）=\frac{輸血血小板総数}{循環血液量（mL）\times 1000}\times\frac{2}{3}$$

ある。

◎血液の質と量を同時に考えて治療方法を決める

術中の出血により循環血液量が減少すると，血圧の低下，尿量低下，代謝性アシドーシスなど，循環障害の徴候が出現する。循環血液量減少に対して輸液（＝量の補充）を行うと循環動態は改善するが，同時に血液の希釈（＝質の低下）を生じてしまう。血液の量と質を同時に評価し，最短で目標とする血液性状（量・質）に到達するための治療方法を決める必要がある。

質（血液凝固機能）の評価：役者はそろっているか？

確実な止血を達成するには，血液凝固に関与するすべての因子が一定量（濃度）そろっていなければならない。例えばフィブリノゲンが極端に低い状況でPCCを投与しても血餅は形成されない。

本症例のように複合的な要因で凝固障害をきたしている状況では，フィブリノゲンなど一般的な血液凝固検査に加え，全血凝固モニター（TEG®，ROTEM®）を用いて血餅形成の速度や血餅の強度を評価することは，治療方針決定の一助となる[38]（臨床メモ2）。

臨床メモ 2

ROTEM® を用いた脳外科手術後の血液凝固異常の診断

脳外科手術術後に発症した止血困難の状況でトロンボエラストメトリー（ROTEM®，Tem Innovation社，ドイツ）が有用であった一例を紹介する。

症例は54歳の男性で，小脳に発生した血管芽腫に対する腫瘍切除術が行われた。術中大量出血をきたし，赤血球輸血，FFP輸血を行った。術後1日にCT上，頭蓋内血腫を認め，2度の再開頭止血術を試みたにもかかわらず止血できない状況に陥った。

2回目の止血術中に行った血液検査は以下のとおりであった；血小板数 $13.8×10^4/mm^3$，フィブリノゲン 441mg/dL，PT-INR 1.24，APTT 30秒。

検査結果上，止血困難の原因が明らかにならなかったためにROTEM®検査を行ったところ，外因系凝固反応を反映するEXTEMで凝固遅延を示唆する所見が得られた。clotting time（CT）353秒（基準値35〜80秒）。clot formation time（CFT）184秒（基準値35〜160秒）。内因系凝固検査を反映するINTEMは正常であったため，外因系凝固反応の起点となる第VII因子の異常が関与していることが示唆された。

そこでrFVIIa（ノボセブン®，ノボノルディスクファーマ社）4.8mgを投与したところ，速やかに術野で止血が確認された。治療後のROTEM®ではEXTEM-CTの短縮が認められたが，他のパラメーターに変化はみられなかった（図A）。

本症例で得られた所見は，大量出血に対してFFPだけを用いて治療を行うと，ある時点で第VII因子の低下による凝固異常をきたし得るということを示唆している。また，このような状況でのrFVIIa投与は凝固反応を促進するが，血餅の強度には影響しないことが示唆される。

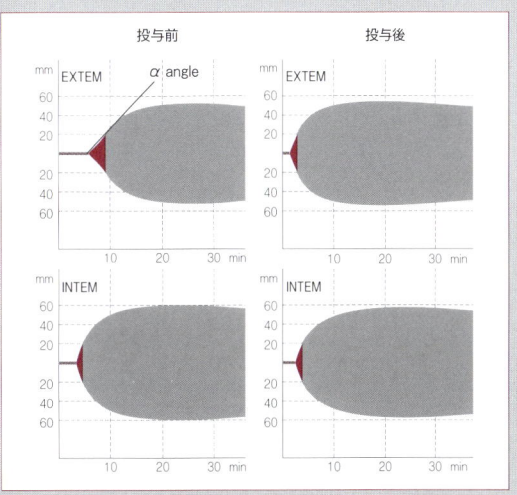

図A　ノボセブン®投与前後のROTEM®検査結果
(Hirasaki Y, Suematsu Y, Yasuda T, et al. Thromboelastometry to guide recombinant activated factor VII therapy for postoperative refractory intracranial bleeding. Anesth Analg 2010 ; 110 : 261-2. International Anesthesia Research Society.)

投与前（左）はEXTEM（上）のclotting time（CT，■）とclot formation time（CFT，■）が延長している一方，INTEM（下）は正常であった。ノボセブン®投与後（右），EXTEM-CTの短縮を認めた。他のパラメーターに変化はなかった。

> **臨床メモ 3**
> **動脈圧波形による出血量の評価**
>
> 血液量が減少すると，①収縮期動脈圧波形が先鋭化する，②大動脈弁閉鎖時に生じる重複切痕（dicrotic notch）が消失する，③拡張期の圧曲線が下に凸になる，④動脈圧の曲線下面積が減少する（圧波形がやせ細る），⑤人工呼吸周期に伴う収縮期血圧の揺らぎが大きくなる，などの特徴がみられるようになる．

量の評価：AFでは1回拍出量変化が指標にできない

輸液療法の指標として，近年では，1回拍出量変化 stroke volume variation（SVV）が左室前負荷をより反映し，SVVが13％以上あると輸液によって心拍出量が増加する状態（輸液反応性）であるといわれている．また，動脈圧波形を観察するだけでも，ある程度の血液量の評価は行える（臨床メモ3）．

ただし，動脈圧波形分析による血液量の評価は洞調律であることが前提である．本症例はAFで，規則的な調律が失われることにより1回拍出量が変動するため，SVVは輸液反応性の指標とはできない．

その後の経過 4

血液検査で高度の貧血と血小板数低下，低フィブリノゲン血症を認めたため，新たにRBC 6単位，FFP 8単位を投与した．PC 10単位をオーダーしたが，院内に在庫がなかった．出血量は1300 mLに達した．術野では脳組織の腫脹が目立ち始め，外科的止血が限界に達したと判断されたために骨弁を戻すことなく閉頭し，ICU管理を行うことにした．CTを撮影した後，午後3時にICUに入室した．CTでは血腫の残存と周辺組織の広範な浮腫が認められた．

術後1日に無尿となり，血液透析を開始した．術後第3日から酸素化の悪化を認めるようになり，人工呼吸管理が遷延した．術後7日に気管切開を行った．術後10日に急激な酸素化の悪化をきたし，アシネトバクター肺炎と診断された．全身状態はその後改善することなく，術後16日に死亡した．

*1 血液製剤の単位：日本では血液製剤1単位は200 mLであるが，欧米では1単位は450〜500 mLの血液由来である．医学論文を読む，または論文を執筆する際は，血液製剤1単位の意味するところが国によって異なることに留意する必要がある．

■ WRICHの予後

◎重要な早期ワルファリン拮抗

WRICH発症後30日以内の死亡率は44〜68％と高い[39〜41]．Specognaら[42]による脳出血の予後を決定する因子に関するメタ解析では，①血腫の量，②脳室内出血，③血糖値，④フィブリノゲン，⑤病院到着時のD-ダイマー値，が神経学的予後不良と関連していた．これは，WRICHの治療においてワルファリンの早期拮抗がいかに重要かを示している．

◎PCCで死亡リスクが低下

Menzinら[43]による後向き調査では，WRICH発症後24時間以内にPT-INRを正常化できなかった症例の入院後30日以内の死亡リスクが有意に高かった（調整オッズ比＝2.55）．

Mageeら[44]はワルファリンに関連した出血イベントに対する治療の選択肢が入院患者の予後と医療コストに与える影響を調査した．その結果，4単位（日本の8単位に相当[*1]）以上のFFP投与は患者の死亡，ICU滞在，医療コストの増加に関連していた．

一方，Hangerら[45]の後向き研究では，ワルファリン拮抗にPCCを用いたWRICH患者群は機能予後を保ったまま死亡リスクが低下していた．

● ● ●

Purmonenら[46]は，ワルファリン内服中に大腿骨頸部骨折を発症した患者の治療にかかる医療コストについて，ワルファリン拮抗の方法別に試算を行った．その結果，PCCを用いてPT-INRを迅速に正常化することにより早期手術が可能で，最終的に入院期間短縮による医療コスト全体の削減が見込めた．

PCCは高価であるが，WRICHを発症した患者に早期投与することにより，結果的に医療資源を損なうことなく患者の予後を改善できると考えられる．

PCCの保険適応を含め，日本におけるWRICHに対する急性期血液凝固治療戦略の構築とその検証が必要である。

（平﨑 裕二）

文 献

1. Wasserman JK, Perry JJ, Sivilotti ML, et al. Computed tomography identifies patients at high risk for stroke after transient ischemic attack/nondisabling stroke: prospective, multicenter cohort study. Stroke 2015 ; 46 : 114–9.
2. Johnston SC, Rothwell PM, Nguyen-Huynh MN, et al. Validation and refinement of scores to predict very early stroke risk after transient ischaemic attack. Lancet 2007 ; 369 : 283–92.
3. Gage BF, Waterman AD, Shannon W, et al. Validation of clinical classification schemes for predicting stroke: results from the National Registry of Atrial Fibrillation. JAMA 2001 ; 285 : 2864–70.
4. Camm AJ, Kirchhof P, Lip GY, et al. Guidelines for the management of atrial fibrillation: the Task Force for the Management of Atrial Fibrillation of the European Society of Cardiology（ESC）．Eur Heart J 2010 ; 31: 2369–429.
5. 井上 博，日本循環器学会，日本心臓病学会，日本心電学会，日本不整脈学会．循環器病の診断と治療に関するガイドライン（2012 年度合同研究班報告）．心房細動治療（薬物）ガイドライン（2013 年改訂版）〈http://www.j-circ.or.jp/guideline/pdf/JCS2013_inoue_h.pdf〉（2015 年 5 月閲覧）．
6. Jun M, James MT, Manns BJ, et al. The association between kidney function and major bleeding in older adults with atrial fibrillation starting warfarin treatment: population based observational study. BMJ 2015 ; 350 : h246.
7. 青﨑正彦，岩出和徳，越前宏俊監修．Warfarin 適正使用情報第 3 版．東京：エーザイ株式会社，2014.〈http://www.eisai.jp/medical/products/warfarin/proper-use/WF_T_AUI.pdf〉（2015 年 5 月閲覧）．
8. Theuwissen E, Smit E, Vermeer C. The role of vitamin K in soft-tissue calcification. Adv Nutr 2012 ; 3 : 166–73.
9. Krüger T, Floege J. Vitamin K antagonists: beyond bleeding. Semin Dial 2014 ; 27 : 37–41.
10. Crooks J, O'Malley K, Stevenson IH. Pharmacokinetics in the elderly. Clin Pharmacokinet 1976 ; 1 : 280–96.
11. Singer DE, Chang Y, Fang MC, et al. Should patient characteristics influence target anticoagulation intensity for stroke prevention in nonvalvular atrial fibrillation?: the ATRIA study. Circ Cardiovasc Qual Outcomes 2009 ; 2 : 297–304.
12. Pisters R, Lane DA, Nieuwlaat R, et al. A novel user-friendly score（HAS–BLED）to assess 1-year risk of major bleeding in patients with atrial fibrillation : the Euro Heart Survey. Chest 2010 ; 138 : 1093–100.
13. Steiner T, Rosand J, Diringer M. Intracerebral hemorrhage associated with oral anticoagulant therapy: current practices and unresolved questions. Stroke 2006 ; 37 : 256–62.
14. Hylek EM, Evans-Molina C, Shea C, et al. Major hemorrhage and tolerability of warfarin in the first year of therapy among elderly patients with atrial fibrillation. Circulation 2007 ; 115 : 2689–96.
15. Flaherty ML, Tao H, Haverbusch M, et al. Warfarin use leads to larger intracerebral hematomas. Neurology 2008 ; 71 : 1084–9.
16. Flaherty ML, Haverbusch M, Sekar P, et al. Long-term mortality after intracerebral hemorrhage. Neurology 2006 ; 66 : 1182–6.
17. Mendelow AD, Gregson BA, Fernandes HM, et al. Early surgery versus initial conservative treatment in patients with spontaneous supratentorial intracerebral haematomas in the International Surgical Trial in Intracerebral Haemorrhage（STICH）: a randomised trial. Lancet 2005 ; 365 : 387–97.
18. Hemphill JC 3rd, Greenberg SM, Anderson CS, et al. Guidelines for the Management of Spontaneous Intracerebral Hemorrhage: A Guideline for Healthcare Professionals From the American Heart Association/American Stroke Association. Stroke 2015 ; 46 : 2032–60.
19. 篠原幸人，小川 彰，鈴木則宏ほか編．脳卒中治療ガイドライン 2009．東京：協和企画，2009.〈http://www.jsts.gr.jp/main08a.html〉（2015 年 5 月閲覧）．
20. Guo X, Li H, Zhang Z, et al. Hyperglycemia and mortality risk in patients with primary intracerebral hemorrhage: a meta-analysis. Mol Neurobiol 2015. [Epub]
21. Koga M, Yamagami H, Okuda S, et al. Blood glucose levels during the initial 72 h and 3-month functional outcomes in acute intracerebral hemorrhage: the SAMURAI-ICH study. J Neurol Sci 2015 ; 350 : 75–8.
22. Hanley JP. Warfarin reversal. J Clin Pathol 2004 ; 57 : 1132–9.
23. Schulman S. Clinical practice. Care of patients receiving long-term anticoagulant therapy. N Engl J Med 2003 ; 349 : 675–83.
24. Mayer SA, Brun NC, Begtrup K, et al. Recombinant activated factor VII for acute intracerebral hemorrhage. N Engl J Med 2005 ; 35 : 777–85.
25. Keeling D, Baglin T, Tait C, et al. Guidelines on oral anticoagulation with warfarin-fourth edition. Br J Haematol 2011 ; 154 : 311–24.
26. Kozek-Langenecker SA, Afshari A, Albaladejo P, et al. Management of severe perioperative bleeding: guidelines from the European Society of Anaesthesiology. Eur J Anaesthesiol 2013 ; 30 : 270–382.
27. Tran HA, Chunilal SD, Harper PL, et al. An update of consensus guidelines for warfarin reversal. Med J Aust 2013 ; 198 : 198–9.
28. Degos V, Westbroek EM, Lawton MT, et al. Perioperative management of coagulation in nontraumatic intracerebral hemorrhage. Anesthesiology 2013 ; 119 : 218–27.
29. Yuan ZH, Jiang JK, Huang WD, et al. A meta-analysis of the efficacy and safety of recombinant activated factor VII for patients with acute intracerebral hemorrhage without hemophilia. J Clin Neurosci 2010 ; 17 : 685–93.
30. Riegert-Johnson DL, Volcheck GW. The incidence of anaphylaxis following intravenous phytonadione（vitamin K1）: a 5-year retrospective review. Ann Allergy Asthma Immunol 2002 ; 89 : 400–6.
31. 千葉義幸，木村英仁，岡村有祐ほか．ワルファリン投与中の症候性頭蓋内出血に対するプロトロンビン複合体製剤（PCC）の拮抗効果および予後．脳卒

中 2013 ; 35 : 42-7.
32. Lee SB, Manno EM, Layton KF, et al. Progression of warfarin-associated intracerebral hemorrhage after INR normalization with FFP. Neurology 2006 ; 67 : 1272-4.
33. Huttner HB, Schellinger PD, Hartmann M, et al. Hematoma growth and outcome in treated neurocritical care patients with intracerebral hemorrhage related to oral anticoagulant therapy: comparison of acute treatment strategies using vitamin K, fresh frozen plasma, and prothrombin complex concentrates. Stroke 2006 ; 37 : 1465-70.
34. Ogawa S, Szlam F, Ohnishi T, et al. A comparative study of prothrombin complex concentrates and fresh-frozen plasma for warfarin reversal under static and flow conditions. Thromb Haemost 2011 ; 106 : 1215-23.
35.「輸血療法の実施に関する指針」及び「血液製剤の使用指針」の一部改正について．（平成 24 年 3 月 6 日，薬食発 0306 第 4 号，厚生労働省医薬食品局長通知）．
36. Desjardins P, Turgeon AF, Tremblay MH, et al. Hemoglobin levels and transfusions in neurocritically ill patients: a systematic review of comparative studies. Crit Care 2012 ; 16 : R54.
37. Segal JB, Dzik WH; Transfusion Medicine/Hemostasis Clinical Trials Network. Paucity of studies to support that abnormal coagulation test results predict bleeding in the setting of invasive procedures: an evidence-based review. Transfusion 2005 ; 45 : 1413-25.
38. Hirasaki Y, Suematsu Y, Yasuda T, et al. Thromboelastometry to guide recombinant activated factor VII therapy for postoperative refractory intracranial bleeding. Anesth Analg 2010 ; 110 : 261-2.
40. Flaherty ML, Haverbusch M, Sekar P, et al. Location and outcome of anticoagulant-associated intracerebral hemorrhage. Neurocrit Care 2006 ; 5 : 197-201.
41. Själander A, Engström G, Berntorp E, et al. Risk of haemorrhagic stroke in patients with oral anticoagulation compared with the general population. J Intern Med 2003 ; 254 : 434-8.
42. Specogna AV, Turin TC, Patten SB, et al. Factors associated with early deterioration after spontaneous intracerebral hemorrhage: a systematic review and meta-analysis. PLoS One 2014 ; 9 : e96743.
43. Menzin J, Hoesche J, Friedman M, et al. Failure to correct International Normalized Ratio and mortality among patients with warfarin-related major bleeding: an analysis of electronic health records. J Thromb Haemost 2012 ; 10 : 596-605.
44. Magee G, Peters C, Zbrozek A. Analysis of inpatient use of fresh frozen plasma and other therapies and associated outcomes in patients with major bleeds from vitamin K antagonism. Clin Ther 2013 ; 35 : 1432-43.
45. Hanger HC, Geddes JA, Wilkinson TJ, et al. Warfarin-related intracerebral haemorrhage: better outcomes when reversal includes prothrombin complex concentrates. Intern Med J 2013 ; 43 : 308-16.
46. Purmonen T, Törmälehto S, Säävuori N, et al. Budget impact analysis of warfarin reversal therapies among hip fracture patients in Finland. Drugs R D 2015 ; 15 : 155-62.

症例 2

肝損傷

解剖学的回復よりも生理学的回復を優先するダメージコントロール手術

外傷症例の麻酔では，バイタルサインの安定化と生理学的恒常性の維持という「蘇生」が重要となる。これは麻酔にとどまらず，外科手術も含めて蘇生が優先され，この目的のために，時には手術の中断が必要になる。本章では肝損傷症例の治療経過を通して，最新のエビデンスを交えながらその管理の実際に触れる。なお，本章は外傷初期診療ガイドライン（JATEC™）[*1] の知識を前提とする。

初期経過

46歳の男性。身長 173 cm，体重 67 kg。タクシーの後部座席に乗車中，右横から車が衝突し受傷，救急搬送となった。来院時のジャパンコーマスケール（JCS）-1，血圧 92/50 mmHg，心拍数 120 bpm。右多発肋骨骨折（T6〜T11）があり，血胸を伴っていた。腹部はやや膨満しており，腹部エコー検査〔focused assessment with sonography for trauma（FAST）〕で肝臓付近に液体貯留（推定 1500 mL）を認めた。血液検査所見は，ヘモグロビン（Hb）値 10.5 g/dL，血小板数 $11.3×10^4/mm^3$，プロトロンビン時間国際標準化比（PT-INR）1.17，活性化部分トロンボプラスチン時間（APTT）30.3秒，フィブリノゲン 168 mg/dL，アスパラギン酸アミノトランスフェラーゼ（AST）627 国際単位/L，アラニンアミノトランスフェラーゼ（ALT）719 国際単位/L，乳酸脱水素酵素（LDH）1235 国際単位/L であり，動脈血ガス分析は酸素 8 L マスク投与で動脈血酸素分圧（PaO_2）95 mmHg，動脈血炭酸ガス分圧（$PaCO_2$）45 mmHg，pH 7.24，塩基過剰（BE）−5.0 mmol/L，乳酸値 7.0 mmol/L だった。

[*1] Japan Advanced Trauma Evaluation and Care。詳しい情報は日本外傷学会のホームページ〈http://www.jtcr-jatec.org/index_jatec.html〉を参照。

外傷患者の凝固異常は予後と相関する

外傷患者の約 25 % に受傷早期から凝固異常が出現しており，その死亡率は凝固異常を認めない症例の 4 倍に達することが報告されている[1]。一般に，この凝固・線溶異

常は，外傷の重症度 injury severity score（ISS）と予後に相関する（臨床メモ1）。このため，凝固異常の早期診断はその管理上重要である。

◎いずれも迅速性に難点あり

急性期DIC診断基準*2は，急性期病態の血液凝固異常を早期発見するために開発され，予後予測に有用である[2]。しかし，血小板数とフィブリン・フィブリノゲン分解産物（FDP）が評価項目に含まれ，病院の中央検査室ではその測定に30分から1時間近い時間を要する。外傷急性期の凝固・線溶管理は止血術と並行した迅速性を要するため，急性期DIC診断基準に基づく治療方針の決定は現実的ではない。

同様に，凝固・線溶マーカーであるAPTT，PT-INR，フィブリノゲンのいずれも，迅速性という点で劣る。フィブリノゲンは鋭敏な大量輸血予測因子かつ予後規定因子であるが，その値はヘモグロビンとBE，ISSで推定可能であることが報告されている[3]。

*2 症例8の表4（126ページ）参照。

point-of-careによる凝固モニタリング

◎Cochranレビューの結論

凝固線溶系のpoint-of-care（POC）モニターとして，TEG®（トロンボエラストグラフ：Haemonetics社，米国）とROTEM®（トロンボエラストメトリー：Tem Innovations社，ドイツ）が注目されている。これらはいずれも全血を用い，血小板の影響を含めた凝固・止血機能の評価や，凝固から線溶まで全過程の評価ができる。

ROTEM®は走査時間が迅速であり，約5分で外因系凝固機能，フィブリノゲンの半定量評価が可能である。多くの論文で，外傷初期診療におけるPOCモニターとしての有用性が報告[4]されており，フィブリノゲン補充の目安としてFIBTEM A5＜7 mm，大量輸血の目安としてEXTEM A5＜35 mmが示されている。しかしこれらの指標は科学的根拠に欠け，外傷性凝固障害診断の客観的基準閾値が確立されていないとの理由から，Cochranレビュー[5]はこれら機器の使用が重症出血を伴う外傷診療の予後を改善しないと結論している。

◎フィブリノゲンを2分で定量

一方，ドライヘマト（CG02N，A&T社，日本）はベッドサイドでフィブリノゲンの定量が約2分で可能であり[6]，goal directed therapyとしての利用可能性がある。フィブリノゲンは血漿中に最も多く含まれる凝固因子であり，多くの凝固因子の機能閾値が正常値の約20％であるのに対し，フィブリノゲンは約40％と高く[7]，血中濃度が100 mg/dLになると出血傾向が出現する。フィブリノゲンは血液凝固反応の最終基質であり，フィブリンの重合化は凝固カスケードの最重要ステップ[8]であることからも，フィブリノゲンのPOCモニターは有用である可能性がある。

臨床メモ1

injury severity score (ISS)

癌のTNM（tumor, nodes, metastasis）分類と同様に，外傷にもその重症度を測るスケールがあり，国際的に普及しているのがISSである。1974年にBakerらが考案した多発外傷患者のための重症度評価法であり，損傷を頭頸部，顔面，胸部，腹部および骨盤内臓器，四肢および骨盤，体表の6部位に割り当て，各部位のabbreviated injury scale（AIS）スコアの最大値に注目し，上位3部位までのスコア最大値を二乗して足した値をISSと定義する。現在は1998年に改訂されたAIS-90 Update 98をもとに算出されている。ISSは複数箇所の損傷を解剖学的な面から評価した重症度スコアであり，死亡率とよく相関する。また，ISSは死亡率のほかに入院日数とも相関し，社会的に応用範囲の広い指標として評価されている。

検査項目	判定値	点数
ヘモグロビン値 (mg/dL)	<7	8
	<9	6
	<10	4
	<11	3
	<12	2
BE (mmol/L)	<-10	4
	<-6	3
	<-2	1
収縮期血圧 (mmHg)	<100	4
	<120	1
心拍数 (bpm)	>120	2
腹腔内液体貯留	+	3
重傷骨盤骨折	+	6
開放または複雑大腿骨骨折	+	3
男性	yes	1

TASH: trauma associated severe hemorrhage, BE: 塩基過剰。

表1 TASH スコア

〔Yücel N, Lefering R, Maegele M, et al. Trauma Associated Severe Hemorrhage (TASH)-Score: probability of mass transfusion as surrogate for life threatening hemorrhage after multiple trauma. J Trauma 2006 ; 60 : 1228-36 ; discussion 1236-7 より〕

大量輸血の可能性：$P=1/[1+\exp(4.9-0.3\times TASH)]$

検査項目	判定値	点数
年齢 (歳)	≧60	6
	≦59	0
収縮期血圧 (mmHg)	<90	12
	90≦SBP<100	4
	100≦SBP<110	0
	≧110	0
FAST 　心膜 　胸部 　肝周囲 　脾周囲 　骨盤	[ ] 病変部	[ ] ×3
骨盤骨折	タイプ C	9
	タイプ B	6
	タイプ A	3
乳酸値 (mmol/L)	≧7.5	12
	5.0≦乳酸値<7.5	8
	2.5≦乳酸値<5.0	4
	<2.5	0

カットオフ値：17 点

表3 TBSS

(Ogura T, Nakamura Y, Nakano M, et al. Predicting the need for massive transfusion in trauma patients: the Traumatic Bleeding Severity Score. J Trauma Acute Care Surg 2014 ; 76 : 1243-50 より作成)

	No	Yes
受傷機転（鋭的外傷）	0	1
収縮期血圧≦90	0	1
心拍数≧120	0	1
FAST（+）	0	1

カットオフ値：2（感度 75%, 特異度 86%）

表2 ABC スコア

(Nunez TC, Voskresensky IV, Dossett LA, et al. Early prediction of massive transfusion in trauma: simple as ABC (assessment of blood consumption)? J Trauma 2009 ; 66 : 346-52 より作成)

凝固・線溶異常を予防，回避するための蘇生

本症例のような重症外傷における凝固・線溶異常を予防，回避のための戦略は damage control resuscitation（DCR）とよばれ，その根幹は以下の5項目からなる。

1. 止血重視の早期積極的輸血
2. 低血圧の許容
3. 晶質液の制限
4. 体温管理
5. アシドーシスの補正

大量輸血の予測スコア

重症外傷に対する大量輸血のリスク因子として，血圧，脈拍，乳酸値，Hb 値，フィブリノゲン，FAST 陽性などが知られているが，これらを組み合わせた 10 単位以上の赤血球液 red blood cells（RBC）投与予測モデルが，ドイツ，米国，日本から報告されている[9〜11]（表1〜3）。

いくつかの予測モデルの比較研究によると，receiver operatorating characteristic（ROC）解析における trauma associated severe hemorrhage（TASH）スコアの曲線下面積 area under curve（AUC）は 0.89 と最も優れていたが[12]，Ogura ら[11] の提唱する traumatic bleeding severity score（TBSS）は AUC が 0.985，15 点での感度 97.4 %，特異度 96.2 %と報告されており，最も鋭敏である（図1）。

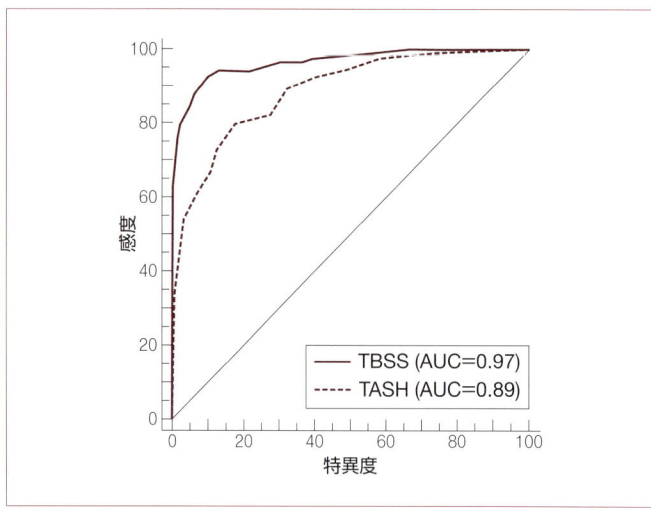

図1　TASH vs TBSS
(Ogura T, Nakamura Y, Nakano M, et al. Predicting the need for massive transfusion in trauma patients: the Traumatic Bleeding Severity Score. J Trauma Acute Care Surg 2014；76：1243-50 より)

大量輸血の適応あり	RBC	FFP	PC
1回目	10単位 (O型)	10単位 (AB型)	0
2回目	10単位 (同型血)	10単位 (同型血)	20単位 (同型血)
3回目	10単位 (同型血)	10単位 (同型血)	0
4回目	10単位 (同型血)	10単位 (同型血)	20単位 (同型血)

RBC：赤血球液，FFP：新鮮凍結血漿，PC：血小板濃厚液

表4　massive transfusion protocol
(齋藤伸行．カテコラミン．凝固線溶異常を予防・回避するための蘇生．救急集中治療 2014；26：1108-16 より作成)

*3　The prospective, observational, multicenter, major trauma transfusion (PROMMTT) study

*4　The Pragmatic, Randomized Optimal Platelet and Plasma Ratios (PROPPR) trial

本症例では，初療情報から assessment of blood consumption（ABC）スコアだけ算出可能だが，そのスコアは2点で大量輸血の適応となる。

■重傷外傷における輸血計画の実際

大量輸血が必要と判断された患者に対し，止血が完了するまで一定の割合で輸血する方法（fixed ratio transfusion）と，血液凝固検査値を指標とした輸血方法（laboratory guided transfusion）は，どちらが優れているのだろうか。この比較をランダム化試験で試みた Nascimento らの報告[13]では，fixed ratio 群で新鮮凍結血漿 fresh frozen plasma（FFP）の破棄が多くなったが，28日生存に有意差を認めず，検査を省略した輸血計画の非劣性が示されている。

◎ FFP：PC：RBC＝1：1：1で止血完了まで

外傷患者に対する緊急輸血で最も注意を要する点は，解凍を要するために FFP の投与が RBC の投与に遅れてしまうことである。生存バイアスの存在は指摘されているが，低い FFP：RBC 比率は死亡率と相関する可能性が指摘されている[14]。

Dante ら[15]は米国外傷センターで，大量輸血プロトコール massive transfusion protocol（MTP）を定めている施設と定めていない施設の輸血状況を調査した。それによると，定めている施設で有意に FFP，血小板製剤の使用が増加していた。その後に実施された fixed ratio transfusion に関する前向きランダム化介入試験の PROMMTT study[16] *3，PROPPR trial[17] *4 でも，血漿：血小板：赤血球＝1：1：1での fixed ratio transfusion を支持する結果であった。

以上の研究結果をふまえ，早期からの積極的輸血は，

・大量輸血（RBC 10単位以上）を要する症例のピックアップ
・適合症例に対する大量輸血プロトコールの実施
・止血完了まで fixed ratio transfusion＝1：1：1

を体温低下に注意しながら行うことが，最良の血液凝固・線溶管理といえる。

循環動態が不安定なケースでは，血液型判定を待つ必要はなく，交差適合試験を省略する。本症例もこれらの検査は省略すべきであり，最初のオーダーは「O型（＋）RBC を10単位，AB型（＋）FFP を10単位」で構わない。参考として，日本医科大千葉北総病院救命救急センターでの massive transfusion protocol[18] を示す（表4）。

■蘇生のオプション

◎トラネキサム酸

血管の損傷部位から出るプラスミノゲンアクチベーターは，プラスミノゲンをプラスミンに変え，プラスミンはフィブリンに結合してフィブリン塊を壊す。トラネキサム酸はプラスミンの働きを阻害し，血栓溶解を抑制する。トラネキサム酸は日本で開発された抗線溶薬で，CRASH-2 trial[19] *5 では最初の10分で1gを点滴静注，次の8時間で1gを追加する方法で，受傷3時間以内の投与で外傷死亡を有意に減らした。有害事象は観察されず，外傷では使用を試みてよい薬物である。

◎rFVIIa

日本では，外傷での遺伝子組み換え活性型凝固第VII因子（rFVIIa）の保険適応はない。産科領域を含めて，その有効性を示す報告が相次いだが，前向き試験では生存率を改善していない。Hauserら[20]は，外傷患者573例に前向き介入試験（CONTROL trial）を行い，輸血量は減らすが生存率は改善しないと報告している。

◎フィブリノゲン濃縮製剤

日本では先天性無フィブリノゲン血症で保険適応となっているが，外傷では適応外である。しかし，フィブリノゲンを補充する目的ではFFPより優れ，フィブリノゲン4gを補充するのに要するFFPが25単位（約3000mL）なのに対し，フィブリノゲン濃縮製剤では4バイアル（約200mL）である。血液型の適合が不要であるうえに解凍の手間もない。

1995～2010年に発表されたFFPとフィブリノゲン濃縮製剤に関する91論文のシステマティックレビュー[21]では，FFPとフィブリノゲン濃縮製剤を比較したエビデンスレベルの高い3論文が引用され，フィブリノゲン濃縮製剤で有意に輸血量と在院日数が減少し，フィブリノゲン上昇も有意である点が指摘されている。十分なエビデンスが不足している点，保険適応外である点が問題である。

◎クリオプレシピテート

クリオプレシピテートはFFPを低温解凍で濃縮した製剤で，約1000mgのフィブリノゲンとvon Willebrand因子（vWF）などの凝固因子を含み，大量出血患者に対する止血効果が期待される。欧州のガイドライン[22]でもその使用が推奨されているが，日本では日本赤十字社からの供給はなく，各施設で調剤しているのが現状である。

◎thawed FFP

日本のガイドラインでは，FFPの使用期限は解凍後3時間とされているが，米国では解凍冷蔵保存したFFP（thawed FFP）が解凍後5日間利用できる。解凍初日のFFPと5日目のFFPでは，フィブリノゲンを含めて第VIII因子以外の凝固因子はほぼ同等である。この製剤の有効性はAmerican College of Surgeons[23]の2015 Press Releasesでも強調されている。解凍する手間が省かれ，FFPを迅速に使用できる利点があり，破棄率も10％未満と報告されている。

*5 Clinical Randomisation of an Antifibrinolytic in Significant Haemorrhage 2 trial。症例4（88ページ）参照。

その後の経過 1

直ちに輸血を開始したが，1時間後に血圧60/32 mmHg，心拍数132 bpmとなり，意識レベルも低下したため開腹止血術となった。腹腔内は血液で充満しており，肝右葉に深さ3.5 cm，長さ9 cmの裂傷を認めた。輸血を行いながら外科的止血をはかったが，血圧71/41 mmHg，心拍数120 bpmであった。血液検査所見は，Hb値6.2 g/dL，血小板数5.3×10⁴/mm³，PT-INRは1.47，APTT 62.3秒，フィブリノゲン58 mg/dLであり，動脈血ガス分析は吸入酸素濃度（FiO$_2$）が0.6でPaO$_2$ 95 mmHg，PaCO$_2$ 40 mmHg，pH 7.27，BE －8.0 mmol/L，乳酸値11.3 mmol/Lだった。出血は続いている。

■低血圧の許容

Bickellら[24]は1994年，現場での収縮期血圧90 mmHg以下の穿通性外傷患者598例に対し，現場から輸液を投与する群と手術室入室まで輸液を遅らせる群の前向きランダム化比較試験の結果を報告した。術中出血量には差がなかったが，現場輸液開始群で有意に死亡率が高くなっていた。米国外傷データバンク776734例の外傷患者の分析[25]でも，病院前で静脈路を確保した患者の死亡率が有意に高く，来院後に手術を要した症例では有意に死亡率が悪化することが報告されている（臨床メモ2）。

◎晶質液投与による昇圧が凝固障害を惹起する

止血が完了する前の晶質液投与は血圧を上昇させ血栓を剝がし（pop the clot），有意に凝固障害を惹起する。静脈路は主に輸血と薬物の投与ルートとして使用し，外科的止血が完成するまで晶質液投与は厳しく制限する必要がある。

　止血が完了するまで循環血液量は血液製剤主体で維持し，血圧を上げすぎないように注意する。いくつかの後向き研究と動物実験のデータをもとに，欧州のガイドライン[22]では，出血コントロール中の血圧の目標値として収縮期血圧80〜90 mmHg，平均動脈圧50〜60 mmHgという数字が示されている。

　乳酸値は末梢循環の鋭敏な指標であり，実際の臨床でも血液ガス分析で簡便にPOCモニターとして利用可能となっている。本症例では乳酸値が11.3 mmol/Lまで上昇し，この段階で末梢循環は悪化していると判断できる。ただし，ここでの輸液負荷は上述の理由で制限しなければならず，通常考えられているHbの目標値（7〜9 g/dL）に達しているのであれば，上記の血圧目標を維持したまま乳酸値は経過を追うだけにとどめるべきである。止血がいったん完成すれば乳酸値は自然に下がってく

臨床メモ2

外傷患者に対する晶質液投与

救急救命士の医療行為が普及している欧米では，外傷患者に対する病院前輸液が施行されていたが，外傷患者に対する病院前輸液が高い死亡率と相関することが1990年代から示されている。特に止血介入が必要な症例では予後や凝固障害発症率，総輸血量に対する影響が指摘されており，注意が必要である。

Hautら[25]は，米国外傷データバンクの約77万例の解析結果から，病院前輸液は死亡率を高め，特にショックを呈している症例や病院で止血手術を要する症例では著明に悪化することを示している（図A）。出血コントロールがつくまでは晶質液投与は厳密に制限されるべきである。

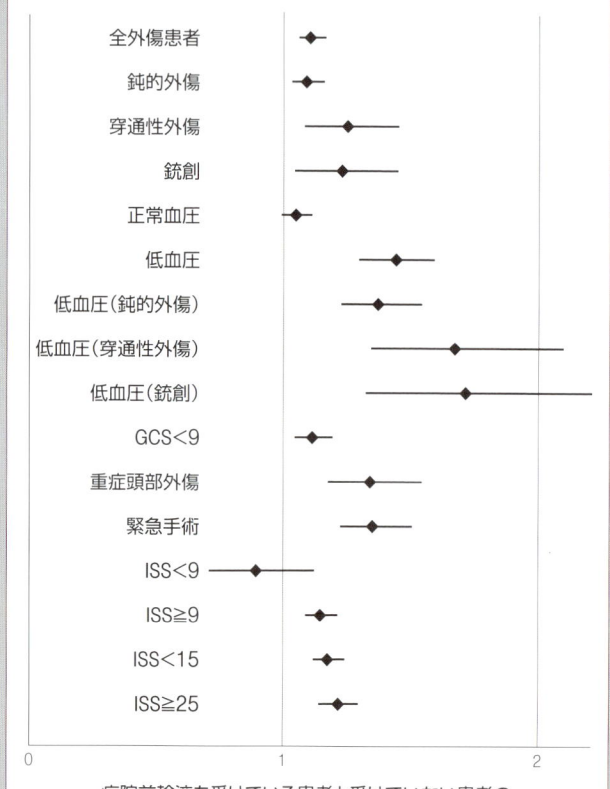

図A　病院前輸液の死亡率に対するオッズ比
(Haut ER, Kalish BT, Cotton BA, et al. Prehospital intravenous fluid administration is associated with higher mortality in trauma patients: a National Trauma Data Bank analysis. Ann Surg 2011 ; 253 : 371-7 より)
米国外傷データバンク77万例の解析結果。ショック症例，手術を要する症例の病院前輸液は死亡率を悪化させる。
GCS：グラスゴーコーマスケール，ISS：外傷重症度スコア。

るが，これは通常，ICU に移動した後である。

■外傷死の三徴

低体温（体温 34.0 ℃以下），代謝性アシドーシス（pH 7.2 未満），血液凝固障害（PT，APTT 50 %以上延長）を外傷死の三徴という。この徴候は生理学的恒常性の破綻を意味し，術中の回復が極めて困難かつ止血操作に難渋しているあいだに悪化する。本症例はこの徴候が切迫しており，手術を中止する必要がある。このような手術はダメージコントロール手術とよばれる。通常の手術が患者の解剖学的修復を行うのに対し，生理学的回復を目指すために解剖学的損傷の修復を後回しにする戦略である。

■体温とアシドーシスの管理

大量の血液損失に伴う血液の補充は著しい体温低下を招き，体温低下は凝固因子の酵素活性を低下させ凝固機能障害をもたらす。外傷患者では，体温は予後と極めて高い相関を示すため，徹底した保温管理に留意すべきである。点滴回路に加温装置を装着し，また術野以外の加温と手術室全体の加温が重要である。

低血圧を許容しているあいだは末梢循環が完全に維持されることは少なく，代謝性アシドーシスが程度の差はあれ継続する。乳酸値と同様，アシドーシスそのものを治療対象とせず，晶質液の制限と低血圧の許容を，出血がコントロールされるまで継続する。

■ダメージコントロール手術

本術式は 1993 年に Rotondo ら[26] によって報告され，以下の三つのステップからなる。
1. 止血と汚染回避を目的とした蘇生のための簡略手術（abbreviated surgery）。
2. 生理学的異常からの回復を目指した集中治療。
3. 修復・再建のための計画的再手術。

ダメージコントロール手術を導入するタイミングは非常に重要である。

ミニ知識

受傷機転による凝固・線溶反応の違い

外傷は一般に鋭的外傷と鈍的外傷に分類される。日本では鋭的外傷は全外傷の 5 %未満であり，鈍的外傷が圧倒的に多い。しかし両者が示す凝固・線溶反応には差がある。受傷 24 時間以内に播種性血管内凝固（DIC）を発症した鈍的外傷と鋭的外傷の患者の凝固・線溶反応の違いを示す（表 A）。

鋭的外傷では線溶亢進がほとんどみられず，FDP は増加しにくい。また鋭的外傷では止血術を要する場合，その遅れに従って血小板が著明に減少し，必要輸血量は圧倒的に鋭的外傷が多くなる。一方で鈍的外傷では，受傷早期から FDP が著増し，非常に強い線溶亢進がひき起こされる。

鈍的外傷では，鋭的外傷に比べて大量の damage-associated molecular patterns（DAMPs）が損傷組織から放出され，過剰な線溶亢進が進んでゆく。DAMPs は，主に損傷細胞ミトコンドリアから放出されるミトコンドリア核酸 deoxyribonucleic acid（DNA），核ヒストンなどである。DAMPs が一定の閾値を超えると誘導された炎症性サイトカインやケモカインは局所から全身循環に溢流する。その結果，局所でとどまるべき血栓形成は全身に波及し，病的血栓形成，すなわち外傷性 DIC をひき起こすものと考えられている。

受傷直後から凝固障害を呈する外傷患者では線溶が亢進しており，手術室入室前に組織プラスミノゲンアクチベーター（tPA）が投与されている病態であると考えればわかりやすい。

	Blunt DIC	Stab DIC
フィブリン/フィブリノゲン分解産物	↑↑↑	→
血小板	− or ↓	↓↓↓
フィブリノゲン	↓	↓
輸血量	＋	＋＋＋

・東京医科歯科大学救命救急センターに 2009〜2013 年に入院した 1678 例。
・受傷 24 時間以内に急性期 DIC スコアで DIC と診断された 128 例を調査。
・鈍的外傷による DIC（Blunt DIC）と鋭的外傷による DIC（Stab DIC）の特徴を比較。

表 A　受傷機転による凝固・線溶反応の特徴

1. 収縮期血圧 90 mmHg 以下
2. 体温 35.5 ℃ 以下
3. 塩基過剰（BE）−7.5 mmol/L 以下

表5 ダメージコントロール手術の適応基準
(Matsumoto H, Mashiko K, Sakamoto Y, et al. A new look at criteria for damage control surgery. J Nippon Med Sch 2010 ; 77 : 13-20 より作成)

1. GCS	14～15	0
	9～13	2
	≦8	3
2. 体温（℃）	36.0～	0
	35.0～36.0	1
	34.0～35.0	2
	＜34.0	3
3. 受傷機転	穿通性外傷	0
	鈍的外傷	3

意識・体温・受傷機転でDCSを導入する。最高9点で，カットオフ値を5点とした場合，AUC 0.715，感度 64.8 %，特異度 70.0 %。DECIDE：damage control indication detecting, GCS：グラスゴーコーマスケール，DCS：ダメージコントロール手術，AUC：area under curve。

表6 DECIDE スコア

◎たとえ過剰適応であっても，判断を躊躇してはならない

ダメージコントロール手術を適用するのは死の三徴がそろう前であるが，その切迫を鋭敏に予測するスコアリングの試みが多くなされてきた。2010 年に Matsumoto ら[27]が提案したスコア（表5）は非常に簡便で臨床で使いやすい。1項目が該当しただけでも適応判断を躊躇するべきではなく，過剰適応は許容される。本症例はすでにこの基準を二つ満たし，死亡率は 50 ％に近い。手術は迅速な止血操作だけにとどめ（ダメージコントロール），ICU で生理学的機能回復をはかる。

◎ DECIDE スコア

筆者らは日本外傷データバンクを用いて，開腹手術が施行された 4447 例の外傷患者を対象に，ダメージコントロール手術を受けた 532 例と根治的手術を受けた 3915 例を比較検討した。その結果，意識レベル，体温，受傷機転が独立したダメージコントロール手術導入の予測因子であった（ミニ知識）。

これをもとに damage control indication detecting（DECIDE）スコアを作成し（表6），カットオフ値5点で死亡率 30.8 %，

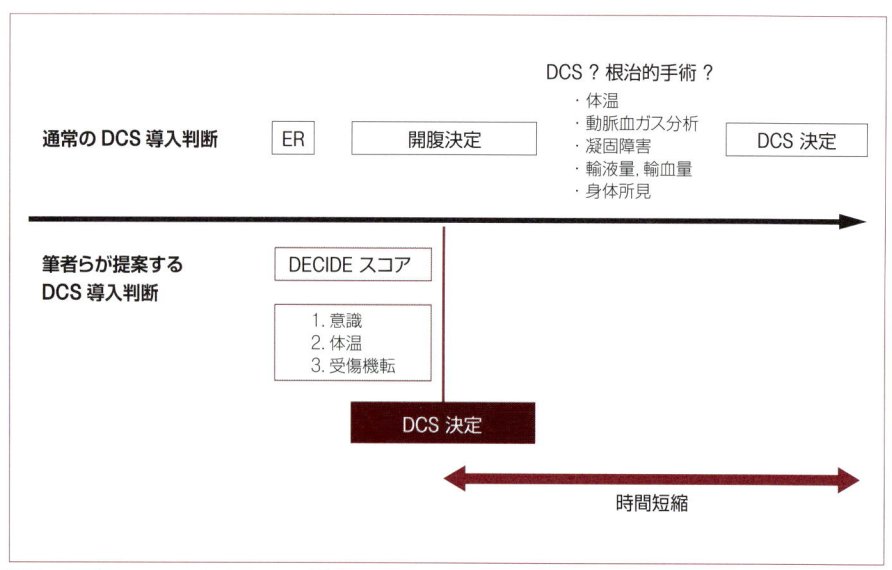

図2 DECIDE スコアによる DCS 導入
DCS 導入は1分でも早く行われるべきである。
ER：救急救命室，DECIDE：damage control indication detecting，DCS：ダメージコントロール手術。

感度64.8％，特異度70％であった。この DECIDE スコアは，執刀時にダメージコントロール手術を宣言でき，早い段階で危機感を全員で共有できるうえ，検査結果を待つことなく病院収容前からでも判断可能である（図2）。本症例でもみられているとおり，術前の意識レベル低下は非常に鋭敏な死の三徴の前徴である。

その後の経過2

肝右葉裂創深部からの出血コントロールに難渋し，執刀医はダメージコントロール手術が必要である旨を麻酔科医に宣言した。執刀医は肝静脈からの出血コントロールのために肝周囲にガーゼによるパッキングを施し，簡易閉腹のうえ手術を終了した。続いて肝動脈からの出血コントロールを interventional radiology（IVR）で行うために血管造影室に移動した。血管造影では肝 A8 からの造影剤血管外漏出を認め，スポンゼル®による塞栓が実施された。この塞栓を機に血圧は安定し始めた。この時点での総輸血量は RBC 24 単位，FFP24 単位，PC 20 単位であり，血管造影室退室時は体温 34.8 ℃，血圧 100/61 mmHg，心拍数 100 bpm，動脈血ガス分析は FiO_2 が 0.8 で PaO_2 125 mmHg，$PaCO_2$ 41 mmHg，pH 7.29，BE －11.0 mmol/L，乳酸値 10.3 mmol/L，Hb 値 7.2 g/dL だった。

■集中治療

体温は，ブランケットや温めた生理食塩水による胃・膀胱洗浄，加温マットを用いて保温し，深部体温をモニターする。晶質液の投与制限は解除し，連続的に循環血液量をモニターし適切に輸液管理を行う。定期的に凝固機能を含む血液検査を実施してヘマトクリット値30～35％，フィブリノゲン 150 mg/dL，血小板数 $5×10^4/mm^3$ 維持を目安に輸血を行う[22]。術後は腹腔内圧が上昇しやすく，膀胱内圧をモニターして腹部コンパートメント症候群に注意する。ICU での乳酸値の改善は生理学的回復を反映する。

その後の経過3

血管造影室から帰室後，ICU で集中治療が開始された。ブランケットを使用した体温管理により入室4時間で体温は36℃台まで上昇した。また，晶質液投与制限を解除し，経時的な血液検査により RBC 4単位，FFP 10 単位が入室6時間までに追加投与された。ドレーンからの排液は淡血性であり，尿量は安定し始めた。入室 20 時間での体温は 36.8 ℃，血圧 132/81 mmHg，心拍数 84 bpm，動脈血ガス分析は FiO_2 が 0.6 で，PaO_2 145 mmHg，$PaCO_2$ 40 mmHg，pH 7.41，BE －0.2 mmol/L，乳酸値 0.3 mmol/L，Hb 値 10.2 g/dL であった。受傷 24 時間で再開腹術が施行され，ガーゼ除去が行われたが再出血は認めず，通常どおり閉腹された。2回目の手術から2日後に人工呼吸器を離脱し，7日目に ICU 退室，受傷 14 日目に独歩で退院となった。

（村田 希吉）

文献

1. Brohi K, Singh J, Heron M, et al. Acute traumatic coagulopathy. J Trauma 2003 ; 54 : 1127-30.
2. Sawamura A, Hayakawa M, Gando S, et al. Application of the Japanese Association for Acute Medicine disseminated intravascular coagulation diagnostic criteria for patients at an early phase of trauma. Thromb Res 2009 ; 124 : 706-10.
3. Schlimp CJ, Voelckel W, Inaba K, et al. Estimation of plasma fibrinogen levels based on hemoglobin, base excess and Injury Severity Score upon emergency room admission. Crit Care 2013 ; 17 : R137.
4. Rugeri L, Levrat A, David JS, et al. Diagnosis of early coagulation abnormalities in trauma patients by rotation thrombelastography. J Thromb Haemost 2007 ; 5 : 289-95.
5. Afshari A, Wikkelsø A, Brok J, et al. Thrombelastography (TEG) or thromboelastometry (ROTEM) to monitor haemotherapy versus usual care in patients with massive transfusion. Cochrane Database Syst Rev 2011 ; (3) : CD007871.
6. Ogawa S, Tanaka KA, Nakajima Y, et al. Fibrinogen measurements in plasma and whole blood: a performance evaluation study of the dry-hematology system. Anesth Analg 2015 ; 120 : 18-25.
7. Hiippala ST, Myllylä GJ, Vahtera EM. Hemostatic factors and replacement of major blood loss with plasma-poor red cell concentrates. Anesth Analg 1995 ; 81 : 360-5.
8. Bhananker SM, Ramaiah R. Trends in trauma transfusion. Int J Crit Illn Inj Sci 2011 ; 1 : 51-6.
9. Yücel N, Lefering R, Maegele M, et al. Trauma Associated Severe Hemorrhage (TASH)-Score: probability of mass transfusion as surrogate for life threatening hemorrhage after multiple trauma. J Trauma 2006 ; 60 : 1228-36 ; discussion 1236-

7.
10. Nunez TC, Voskresensky IV, Dossett LA, et al. Early prediction of massive transfusion in trauma: simple as ABC (assessment of blood consumption)? J Trauma 2009 ; 66 : 346–52.
11. Ogura T, Nakamura Y, Nakano M, et al. Predicting the need for massive transfusion in trauma patients: the Traumatic Bleeding Severity Score. J Trauma Acute Care Surg 2014 ; 76 : 1243–50.
12. Maegele M, Brockamp T, Nienaber U, et al. Predictive Models and Algorithms for the Need of Transfusion Including Massive Transfusion in Severely Injured Patients. Transfus Med Hemother 2012 ; 39 : 85–97.
13. Nascimento B, Callum J, Tien H, et al. Effect of a fixed-ratio (1:1:1) transfusion protocol versus laboratory-results-guided transfusion in patients with severe trauma: a randomized feasibility trial. CMAJ 2013 ; 185 : E583–9.
14. George RL, Reiff DA, Cross JM, et al. The relationship of blood product ratio to mortality: survival benefit or survival bias? J Trauma 2009 ; 66 : 358–62 ; discussion 362–4.
15. Dente CJ, Shaz BH, Nicholas JM, et al. Improvements in early mortality and coagulopathy are sustained better in patients with blunt trauma after institution of a massive transfusion protocol in a civilian level I trauma center. J Trauma 2009 ; 66 : 1616–24.
16. Holcomb JB, del Junco DJ, Fox EE, et al. The prospective, observational, multicenter, major trauma transfusion (PROMMTT) study: comparative effectiveness of a time-varying treatment with competing risks. JAMA Surg 2013 ; 148 : 127–36.
17. Holcomb JB, Tilley BC, Baraniuk S, et al. Transfusion of plasma, platelets, and red blood cells in a 1:1:1 vs a 1:1:2 ratio and mortality in patients with severe trauma: the PROPPR randomized clinical trial. JAMA 2015 ; 313 : 471–82.
18. 齋藤伸行．カテコラミン．凝固線溶異常を予防・回避するための蘇生．救急集中治療 2014 ; 26 : 1108–16.
19. Roberts I, Shakur H, Afolabi A, et al. CRASH–2 collaborators. The importance of early treatment with tranexamic acid in bleeding trauma patients: an exploratory analysis of the CRASH–2 randomised controlled trial. Lancet 2011 ; 377 : 1096–101.
20. Hauser CJ, Boffard K, Dutton R, et al. Results of the CONTROL trial: efficacy and safety of recombinant activated Factor VII in the management of refractory traumatic hemorrhage. J Trauma 2010 ; 69 : 489–500.
21. Kozek-Langenecker S, Sørensen B, Hess JR, et al. Clinical effectiveness of fresh frozen plasma compared with fibrinogen concentrate: a systematic review. Crit Care 2011 ; 15 : R239.
22. Spahn DR, Bouillon B, Cerny V, et al. Management of bleeding and coagulopathy following major trauma: an updated European guideline. Crit Care 2013 ; 17 : R76.
23. American College of Surgeons 2015 Press Releases. New Rapid-Deployment Plasma Protocol for Trauma Care Effectively Treats Patients Quicker in the Emergency Room. 〈https://www.facs.org/media/press-releases/2015/trauma0515〉
24. Bickell WH, Wall MJ Jr, Pepe PE, et al. Immediate versus delayed fluid resuscitation for hypotensive patients with penetrating torso injuries. N Engl J Med 1994 ; 331 : 1105–9.
25. Haut ER, Kalish BT, Cotton BA, et al. Prehospital intravenous fluid administration is associated with higher mortality in trauma patients: a National Trauma Data Bank analysis. Ann Surg 2011 ; 253 : 371–7.
26. Rotondo MF, Schwab CW, McGonigal MD, et al. 'Damage control': an approach for improved survival in exsanguinating penetrating abdominal injury. J Trauma 1993 ; 35 : 375–82 ; discussion 382–3.
27. Matsumoto H, Mashiko K, Sakamoto Y, et al. A new look at criteria for damage control surgery. J Nippon Med Sch 2010 ; 77 : 13–20.

症例 3

肝移植

術前から回復期まで，血液凝固・線溶系はダイナミックに変化する

肝移植は，肝硬変の術前コントロールから始まり，術中は，開腹から肝摘出まで，無肝期，グラフト肝の再灌流，術後の肝機能回復過程，の大きく分けて五つのステージにわたる。その間，患者の凝固・線溶系はダイナミックに変化するため，血液凝固管理という面では，出血だけでなく血栓症にも注意が必要な手術である。

初期経過

56歳の女性。身長166 cm，体重57 kg。C型肝炎，肝硬変に対し，生体部分肝移植術が予定された。術前の検査所見は，ヘモグロビン（Hb）値9.8 g/dL，血小板数 $8.9×10^4$/mm^3，プロトロンビン時間国際標準化比（PT-INR）1.34，フィブリノゲン168 mg/dL，アンチトロンビン活性は35％だった。開腹後から出血は多く，肝摘出前の出血量は5800 mLとなった。

■患者の病態を把握する

◎出血傾向でありつつ，凝固亢進もある

肝移植を必要とする患者は肝不全状態であるため，主に肝臓で産生される凝固因子の低下により出血傾向を呈している場合が多い。血小板数も門脈圧亢進に伴う脾腫，C型肝炎ウイルス hepatitis C virus（HCV）感染による骨髄抑制，インターフェロン療法などにより低下していることが多く，これに加えて肝細胞から産生される造血因子のトロンボポイエチンの産生低下の関与も血小板数低下に関係していることが示唆されている[1]。さらに，線溶系では肝臓で産生される線溶制御因子である $α_2$ プラスミンインヒビターが低下する。

一方，凝固因子低下と同時に肝臓で産生される凝固制御因子（プロテインC，プロテインS，アンチトロンビン）や線溶因子

（プラスミノゲン）も同時に低下するため，凝固亢進になっていることもある。このため，全身性の出血傾向だけでなく，血流障害部位では血栓を生じる可能性がある。特に門脈血流障害や原発性胆汁性肝硬変 primary biliary cirrhosis（PBC），原発性硬化性胆管炎 primary sclerosing cholangitis（PSC）では，門脈血栓が生じている場合もある[1,2]。

このように，肝移植を受ける患者は術前から出血傾向と凝固亢進の両者が存在するため，安易に凝固因子を補充してはならない。さらに肝移植では，開腹から肝摘出まで，無肝期，再灌流後と，それぞれの時期により凝固の状態はダイナミックに変化するため，それぞれの病態に合わせた対応が必要となる。

◎新鮮凍結血漿，血小板濃厚液の適応

肝移植では，術前の凝固因子低下と血液製剤の術中必要量には明らかな関係がない[3]。術前，予防的に凝固因子を補充することで臨床的な予後を改善できるかは明らかにされておらず，予防的に新鮮凍結血漿 fresh frozen plasma（FFP）などを投与することは一般的ではない[3]。血小板数の低下に関しても，肝疾患では血管内皮で産生される von Willebrand 因子（vWF）の血中レベルが増加して，代償的に作用しているため，予防的な血小板輸血も基本的には必要ない[1]。

外科手術と麻酔管理の進歩により，大量出血する症例は減少し，輸血を必要としない症例もあるが，術前の状態によっては肝摘出までに出血する症例もある。術野での出血が持続する場合は，フィブリノゲンの低下と血液製剤の使用量とは関係があるため，フィブリノゲン 100〜150 mg/dL 以下の場合には 600〜1200 mL の FFP の投与を考慮する[2]。また，血小板数は $4×10^4/mm^3$ 以上を維持するように血小板濃厚液 platelet concentrate（PC）を投与する。

ただし，活動性出血がある場合，トロンビン産生には血小板の活性化が必要であるため，血小板数が $5×10^4/mm^3$ 以上を維持するように PC を輸血する[2,4]。

◎輸血は最小限になるよう心がける

FFP や PC の輸血は合併症と死亡率を上昇させるため，慎重な投与が必要である[2,5]。特に，輸血に伴う免疫変化 transfusion related immunomodulation（TRIM）は移植後に問題となる。また，赤血球輸血も，肝移植では感染率の上昇や肝動脈血栓と関係があり[6]，可能な限り輸血を避けるのが望ましい。

特に，赤血球輸血は量依存性に感染症を増加〔赤血球液 red blood cells（RBC）1 単位（海外）あたり 7 ％増加〕させるため，ヘモグロビン低下に対して RBC の輸血が必要な場合も必要最小限の輸血量に心がける[5]。血小板輸血についても同様に，肝移植では PC 1 単位（海外）あたり 1 年生存率に対して 1.4 倍リスクが増加するため，必要最小限にとどめる[7]。

◎肝摘出前の大量出血への対応

出血原因を見きわめる

肝摘出前の出血は，門脈圧亢進や側副血行路の発達により外科的に生じていることが多い[*1]。

本症例では術前の検査結果から，肝機能低下による凝固因子の産生低下のため PT-INR の上昇，フィブリノゲンの低下が読み取れる。また，アンチトロンビン活性も肝機能低下に伴い低下していることがわかる。アンチトロンビンは肝臓で産生され，血中を運ばれるだけでなく，血管内皮上のヘパラン様物質にも結合しており，ヘパリンの作用により，その抗凝固作用が飛躍的に活性化される。このため，肝摘出前の出血では凝固因子低下による出血と，アンチトロンビン活性低下による血栓形成の両者に注意する必要がある。

[*1] 術前からの凝固障害など，内因性の原因で生じる場合もある。

過剰輸血に注意しつつ
出血量に応じて輸血する

この検査所見だけならば予防的な投与は必要なく，手術に伴う出血に対しては酢酸リンゲル液や重炭酸リンゲル液，人工膠質液を中心とした輸液で対応すればよいだろう。しかし，本症例は肝摘出前の出血が循環血液量以上の5800 mLにも及んでいるため，輸液だけではなく，組織酸素代謝維持のためにHbの維持，そして凝固因子の維持が必要となる。この出血に対して投与された輸液による希釈性の凝固因子および血小板数の低下も，さらなる出血の原因となる。

したがって，出血量に応じてRBC，FFP，PCを適宜輸血する必要がある。出血と輸液・輸血に伴い凝固因子はさらに低下してくるため，動脈血ガス分析，血球計測，凝固検査，生化学検査を参考に，RBCの輸血のほか，FFP，PCの輸血も開始する。RBCの輸血は，混合静脈（上大静脈）血酸素飽和度を参考に7 g/dL以上を目安にする。上述したように，輸血量に比例して予後が悪くなるため，過剰投与にならないように注意する。低アルブミン血症が進行するようであれば，等張アルブミンの緩徐投与を考慮する。

止血に必要なフィブリノゲンは
100〜150 mg/dL以上

アンチトロンビンの低下がさらに進行し，血栓形成も危惧されるが，FFPにはアンチトロンビンも含まれる。止血に必要な凝固因子の活性は正常の20〜30％以上が必要とされ，FFPでは8〜12 mL/kgの投与が必要とされる。しかし，大量出血が持続する場合は，輸血しているあいだも凝固因子は失われるので，臨床上はそれ以上を準備して投与する必要がある。止血に必要なフィブリノゲンは100〜150 mg/dL以上とされているが，新鮮凍結血漿-LR「日赤」480（4単位相当）では20〜30 mg/dLしか上昇しない。このためフィブリノゲンを100 mg/dL上昇させるためには約30 mL/kgの大量のFFP投与が必要である。

低体温に注意

出血および輸液・輸血に伴う低体温も凝固因子活性および血小板の粘着，凝集能を低下させるため，急速輸血を行う場合でも加温装置を用いて投与する。同様に，輸血に伴う低カルシウム血症も凝固に影響を与えるため，頻回にイオン化カルシウムを測定しながら積極的に補正を行う。また，出血に伴うアシドーシスも止血凝固障害の原因となるため必要に応じて補正を行う。

■ 病態把握に必要な検査

◎出血の原因は
手術の進行に従って変化する

肝移植では，手術の進行に伴ってダイナミックに変化する病態を理解しながら診断・治療を行う必要があり，主に開腹から肝摘出まで，無肝期，再灌流後の三つの時期に分けて考えることが重要である。

上述のように，開腹から肝摘出までの出血は主に門脈圧亢進，側副血行路の発達などに伴う外科的出血であることが多いが，出血の進行に伴い希釈性の凝固障害も含めた診断も必要になってくる。

無肝期では，肝臓からの凝固因子の産生，供給が停止するため，徐々に凝固因子は低下してくる。さらに，線溶系の変化に注意が必要となる。主に血管内皮細胞で産生される組織プラスミノゲンアクチベーター tissue plasminogen activator（tPA）は，本来，肝臓で代謝を受けるが，無肝期には代謝ができないため，相対的にtPAの濃度は上昇し，線溶系が亢進してくる。しかも肝臓で産生されるα_2プラスミンインヒビターなどの線溶制御因子が低下するため，線溶がさらに亢進する。また，この時期に使用するヘパリンも出血傾向を助長する。

再灌流後は速やかに凝固因子の産生が始まり，tPAも徐々に低下してくる。アン

チトロンビンも徐々に増加し術後5日目には正常化する。

◎ point-of-care モニタリング

出血の診断には術野の出血の状態と推定出血量（ガーゼ出血量と吸引量），凝固の標準検査としてのプロトロンビン時間（PT），PT活性，PT-INR，活性化部分トロンボプラスチン時間（APTT），血小板数，フィブリノゲンが必要である。

しかし，標準検査のうちPTとAPTTはフィブリン析出開始までの時間を測定するものであり，凝固因子の不足を反映する検査ではあるが，急激な出血や大量輸液による希釈性の凝固障害，急激な血小板数の低下を伴う場合の鋭敏度は低く，必ずしも止血管理の指標になるものではない[8]。

このような状況では，標準凝固検査と同時に，全血検査による的確な診断が必要となる。このとき，トロンボエラストメトリー（ROTEM®）やトロンボエラストグラフ（TEG®）などのpoint-of-careモニタリングは，全血凝固機能，線溶亢進の評価，抗線溶薬，FFP，PC，プロタミンなどの治療効果を評価できるため有用である[9]（臨床メモ1）。

その後の経過

再灌流後も出血が遷延し，総出血量は8400 mLとなった。胆管空腸吻合を行っているが，現在もびまん性に出血している。

どんな場合に抗線溶療法が必要になるか

再灌流後はグラフト肝から凝固因子の産生が始まるため，血管吻合部からの出血がコントロールできていれば，出血は次第に落ち着いてくる。また，血小板に関しても，グラフト肝でトロンボポイエチンが産生されるに従い正常化してくる[1]。

臨床メモ1

ROTEM® の使い方

ROTEM®（Tem Innovation社，ドイツ）では，外科的出血などで主な役割を果たす外因系検査（EXTEM）が重要である。EXTEMで，全血に組織因子 tissue factor（TF）による刺激に対する凝固反応をみる。次に全血に抗血小板薬を添加した状態でEXTEMと同様にTFによる刺激を行い，フィブリン重合だけをみる（FIBTEM）ことで，凝固因子の低下の有無を確認する。FIBTEMでの最大弾性粘稠度 maximum clot firmness（MCF）の低下があれば，凝固因子の補充のためにFFPの投与を行う。凝固因子の活性化には血小板が欠かせないため，EXTEMでMCFの低下，血餅形成速度の低下があれば，血小板輸血も考慮する。

一方，無肝期に肝臓での代謝を受けないため増加状態にあるtPAは，再灌流直後はグラフト肝の血管内皮からもtPAが放出され，再灌流時に最大となるが，グラフト肝でのtPAの代謝が速やかに始まることに加え，肝臓で産生されるプラスミンの主たる制御因子であるα_2プラスミンインヒビターの産生も始まるため，線溶亢進は1時間程度で正常化してくる[10]。

心臓血管外科手術や整形外科手術と同様に，肝移植でも抗線溶療法は出血量と輸血量を減少させることができる[11]が，肝動脈血栓などを含めた血栓症のリスクについては議論のある[12,13]ところである。

高度の線溶亢進がみられた場合も再灌流により速やかに正常化される[14]ため（図1），抗線溶薬による治療は必要ないとする考え方もあり，現在では，無肝期の線溶亢進や予防的投与は行わず，肝再灌流後に線溶亢進が正常化せず，出血が持続する場合に1〜2 gの抗線溶薬であるトラネキサム酸の投与を考慮する[2,5,13]。ただし，線溶

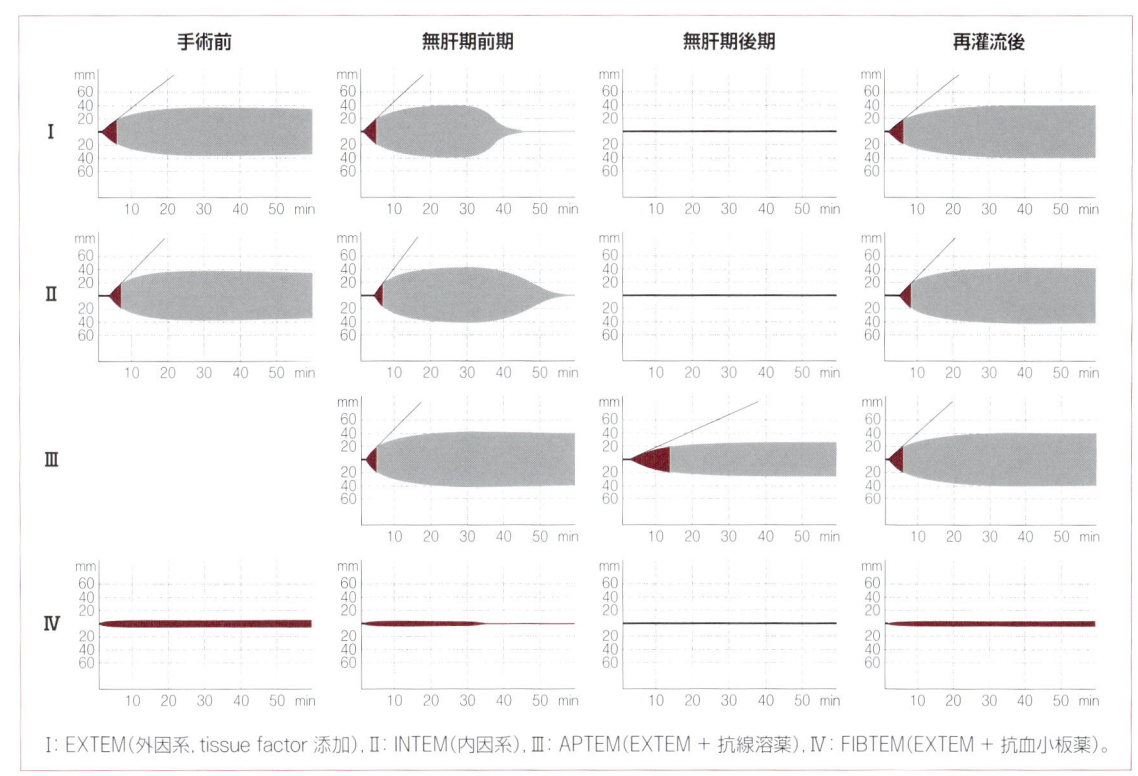

	手術前	無肝期前期	無肝期後期	再灌流後
I				
II				
III				
IV				

I：EXTEM（外因系, tissue factor 添加），II：INTEM（内因系），III：APTEM（EXTEM ＋ 抗線溶薬），IV：FIBTEM（EXTEM ＋ 抗血小板薬）。

図1　再灌流によって正常化された線溶亢進
（山浦　健，周術期の止血凝固管理～凝固・線溶モニタリング～．福岡医誌 2014；105：67-73 より）

肝移植術では無肝期に入ると，EXTEM でみられるように一度できた血塊が溶け始める現象（ML の増大）が観察される。これは APTEM（EXTEM に抗線溶薬であるアプロチニンを添加）により正常化することから，線溶亢進が始まっていることを示している。無肝期後期になると凝固因子の欠乏も加わり，線溶だけがみられる場合もある（無肝期後期）。この線溶亢進は多くの場合，再灌流後には速やかに改善する。

亢進が遷延する場合はグラフト肝不全を疑う必要がある（臨床メモ2）。

■再灌流後も出血が続いていたら
◎凝固因子か，グラフト肝か

本症例では，再灌流後の胆管空腸吻合時に出血が続いている。血管吻合部からの出血がある程度コントロールできている場合は，凝固障害，線溶亢進の遷延を疑う必要がある。凝固障害は凝固因子の不足のほか，グラフト肝の再灌流に伴う低体温，pH の低下などの酸塩基平衡の異常，低カルシウム血症なども凝固障害の原因となっている場合があるため，確認を行い適宜補正する。

標準凝固モニタリングや全血検査などにより，凝固因子，血小板数の量的・質的問題の確認を行う。具体的には，PT，EX-TEM，FIBTEM により凝固因子の回復程度を確認するとともに，線溶亢進の有無を確認する。EXTEM では最大振幅の有意な減少〔最大溶解 maximum clot lysis

---

臨床メモ2

再灌流後のグラフト肝の機能は PT でみる

PT の測定もグラフト肝の機能回復をみるうえでは重要である。第VII因子の半減期は 1.5～5 時間であり，ほかの凝固因子，第X因子1～2日，第II因子3～4日，フィブリノゲン4～6日などと比較して非常に短い。このため，再灌流後のグラフト肝機能は第VII因子機能をみることで，グラフト肝によって新たに産生された凝固因子の変化を推定することができる。PT の変化は術中出血の原因検索としては鋭敏ではないが，グラフト肝機能回復の指標の一つである。

〔ML〕>15%〕があれば，EXTEMに抗線溶薬であるアプロチニンを添加した検査（APTEM）を追加し，線溶亢進を確認する。

凝固因子産生の回復が遅れている場合や線溶亢進が遷延している場合は，グラフト肝の機能が回復していない可能性を念頭に検査を行う。グラフト肝の血流状態，特に門脈・肝動脈血栓を生じていないかを，術野からエコー検査などで確認することも重要である。門脈圧のモニタリング，中心静脈圧のモニタリングを行い，必要であれば門脈側副血管の処理を行うこともあるが，全身管理としては中心静脈圧を低く保ち，肝血流の維持に努める。

◎ヘパリンの過剰作用

さらに，吻合時に使用したヘパリンの作用が過剰になっていないかを，標準検査のほか，ROTEM®，TEG®を用いて確認する。ROTEM®であればINTEMで測定開始から初期血餅形成までの時間〔凝固時間clotting time（CT）〕に延長がみられた場合に，INTEMにヘパリン分解酵素であるヘパリナーゼを添加した検査（HEPTEM）を行うことで，ヘパリンの過剰作用や残存を確認できる。再灌流後から術後にかけては過凝固傾向になるため，抗凝固を考慮することもあり，出血がコントロール範囲であれば積極的な拮抗は必要ない。

◎抗線溶薬の追加投与

全血凝固モニタリングにより，線溶亢進の遷延やヘパリンの効果を確認するが，本症例では術野で持続する出血があり線溶亢進が遷延しているため，抗線溶薬であるトラネキサム酸の1gの投与を検討する。トラネキサム酸投与後はTEG®，ROTEM®でモニタリングしながら追加の必要性の有無を検討する。

■輸血と周術期管理

◎輸血関連心不全，拡張性心不全に注意

肝移植における輸血は予後と関係するとの報告もあり，必要最小限にとどめるべきである。

輸血に関連した管理として，肝硬変患者では心機能障害，特に拡張機能障害をきたしているため，術前の心エコーでその評価を行う必要がある[15]。拡張能障害がある場合は，術前から体液のコントロールを厳密に行い，術中・術後，早期に肺動脈カテーテルなどによるモニタリングを行い，輸血関連心不全 transfusion associated circulatory overload（TACO）を含めた拡張性心不全 heart failure with preserved ejection fraction（HFpEF）に注意する。

◎循環動態のチェック

Hb値の明確な基準はないが，組織代謝に必要な量は維持する必要がある。周術期はHb値>7 g/dLを一つの目安にするとよいだろう。同時に，動脈圧も平均動脈圧で60 mmHg以上を維持するよう，必要に応じてノルアドレナリンやバソプレシンを，心拍出量はドパミンやアドレナリンなどを投与しながら5 L/minを維持する。肝灌流を維持するためには，中心静脈圧を低め（5 cmH₂O前後）に維持する。必要に応じて門脈圧をモニターする[2]。

◎術後の凝固因子

凝固因子の補充は，術野での出血が持続する場合に適応となるが，FFPを用いてフィブリノゲン>100〜150 mg/dLを目安とし，血小板数は4×10^4/mm³以上を維持するようにPCを投与する。ただし，トロンビン形成には血小板の活性化が必要であるため，血小板数が5×10^4/mm³以下で活動性出血がある場合は血小板輸血を考慮する[4]。高度の低アルブミン血症に対してはアルブミンの投与を行う[2]。

術後はグラフト肝の機能回復に伴い凝固

因子・血小板数は正常化してくるが，手術侵襲の影響も相まって凝固亢進状態と変化するため，術後出血への対応だけでなく，血栓形成に対する予防が重要となる．門脈血流がうっ滞しないように，中心静脈圧は低めに維持し，腹部エコー検査により肝血流のチェックを行い，門脈血栓や肝動脈血栓に注意する．

● ● ●

肝移植の血液凝固・線溶の管理では，術前のコントロールだけでなく，手術の進行に伴いダイナミックに変化する特有の問題を理解しながら病態把握に努める必要があり，主に開腹から肝摘出まで，無肝期，再灌流後の三つの時期に分けて考えることが重要である．

（山浦　健）

文　献

1. Afdhal N, McHutchison J, Brown R, et al. Thrombocytopenia associated with chronic liver disease. J Hepatol 2008 ; 48 : 1000-7.
2. Liu LL, Niemann CU. Intraoperative management of liver transplant patients. Transplant Rev (Orlando) 2011 ; 25 : 124-9.
3. Massicotte L, Beaulieu D, Thibeault L, et al. Coagulation defects do not predict blood product requirements during liver transplantation. Transplantation 2008 ; 85 : 956-62.
4. Sabate A, Dalmau A, Koo M, et al. Coagulopathy management in liver transplantation. Transplant Proc 2012 ; 44 : 1523-5.
5. Clevenger B, Mallett SV. Transfusion and coagulation management in liver transplantation. World J Gastroenterol 2014 ; 20 : 6146-58.
6. Dunn L, Thiele RH, Ma JZ, et al. Duration of red blood cell storage and outcomes following orthotopic liver transplantation. Liver Transpl 2012 ; 18 : 475-81.
7. de Boer MT, Christensen MC, Asmussen M, et al. The impact of intraoperative transfusion of platelets and red blood cells on survival after liver transplantation. Anesth Analg 2008 ; 106 : 32-44.
8. Kozek-Langenecker SA, Afshari A, Albaladejo P, et al. Management of severe perioperative bleeding: guidelines from the European Society of Anaesthesiology. Eur J Anaesthesiol 2013 ; 30 : 270-382.
9. Trzebicki J, Flakiewicz E, Kosieradzki M, et al. The use of thromboelastometry in the assessment of hemostasis during orthotopic liver transplantation reduces the demand for blood products. Ann Transplant 2010 ; 15 : 19-24.
10. Porte RJ, Bontempo FA, Knot EA, et al. Systemic effects of tissue plasminogen activator-associated fibrinolysis and its relation to thrombin generation in orthotopic liver transplantation. Transplantation 1989 ; 47 : 978-84.
11. Boylan JF, Klinck JR, Sandler AN, et al. Tranexamic acid reduces blood loss, transfusion requirements, and coagulation factor use in primary orthotopic liver transplantation. Anesthesiology 1996 ; 85 : 1043-8.
12. Molenaar IQ, Warnaar N, Groen H, et al. Efficacy and safety of antifibrinolytic drugs in liver transplantation: a systematic review and meta-analysis. Am J Transplant 2007 ; 7 : 185-94.
13. Ramsay MA. Con: Antifibrinolytics are not safe and effective in patients undergoing liver transplantation. J Cardiothorac Vasc Anesth 2006 ; 20 : 891-3.
14. 山浦　健．周術期の止血凝固管理〜凝固・線溶モニタリング〜．福岡医誌 2014 ; 105 : 67-73.
15. Cesari M, Fasolato S, Rosi S, et al. Cardiac dysfunction in patients with cirrhosis: is the systolic component its main feature? Eur J Gastroenterol Hepatol 2015 ; 27 : 660-6.

症例 4

抗血小板薬内服患者の腹部大動脈瘤人工血管置換術

止血のための輸血療法は，"必要なものを必要最小限だけ補う"がコンセプト

抗血小板薬の歴史は，アスピリンの血小板凝集抑制作用が明らかとなった1967年に幕が開けられ，以来，約半世紀が経過しようとしている。その間，われわれは複雑な血小板凝集の仕組みの多くの部分を解き明かすことに成功し，さまざまな作用機序を有する抗血小板薬が登場してきた。近年，生活様式の変化や高齢化に伴う血栓性疾患に対して，抗血小板薬を服用している患者が増加し，麻酔科医がその周術期管理に携わる機会が少なくない。本章では，抗血小板薬が投薬されている腹部大動脈瘤人工血管置換術予定患者の症例を通して，周術期の抗血小板薬のマネジメントおよび輸血療法を含む凝固止血管理について述べる。

初期経過

78歳の男性。身長169 cm，体重76 kg。腎動脈下腹部大動脈瘤に対し開腹人工血管置換術（Yグラフト）が予定された。既往に高血圧，糖尿病，狭心症がある。半年前に冠動脈左前下行枝，回旋枝に薬剤溶出性ステントを留置していることから，アスピリンとクロピドグレルを内服している。術前検査所見は次のようなものだった。

ヘモグロビン（Hb）値13.8 g/dL，血小板数 $17.8 \times 10^4/mm^3$，プロトロンビン時間国際標準化比（PT-INR）1.15，活性化部分トロンボプラスチン時間（APTT）31.1秒，フィブリノゲン288 mg/dL，フィブリン/フィブリノゲン分解産物（FDP）8.5 μg/mL，D-ダイマー7.1 μg/mL，アンチトロンビン活性75 %。

術前の抗血小板薬のマネジメントと輸血準備について，主治医からアドバイスを求められた。

■血栓のリスクか，出血のリスクか

抗血小板薬内服患者の周術期に頭を悩ませるのが，抗血小板薬の休薬あるいは継続の判断であろう。

抗血小板薬を休薬した場合，周術期の手術侵襲などで血小板機能が亢進するため，特に冠動脈ステント留置患者や冠動脈バイパス術後患者，また，末梢閉塞性動脈疾患や非心原性脳梗塞患者では血栓性合併症の発症が危惧される。逆に，継続のまま手術

に臨んだ場合，術中，術後の出血リスクに注意を払う必要がある。

理想としては，手術ごとの侵襲度や出血リスクを加味しつつ，血栓症のリスクを高めない休薬期間を設定し，必要に応じて有効なブリッジングを行うことである。しかし，臨床的に簡単でないのが現状である。

◎中等度以上の心血管リスク患者では，リスクは継続よりも休薬のほうが上回る

休薬した場合と継続した場合で，おのおのどの程度リスクが上昇するか。

休薬した場合，心血管合併症のリスクが大きく上昇することが報告されている。特に冠動脈ステント留置後に関するものが重要であろう。アスピリン内服患者が休薬した場合，心血管系合併症のオッズ比（OR）が上昇し，冠動脈ステント留置後では特にそのリスクが高くなる（OR＝90）[1]。また，クロピドグレルでも，薬剤溶出性ステント留置後の休薬でステント血栓症リスクの上昇することが知られている[2,3]。周術期では，経皮的冠動脈インターベンション（PCI）および冠動脈ステント（ベアメタルステントと薬剤溶出性ステント）留置後6週間以内に抗血小板薬2剤併用療法（アスピリン＋クロピドグレル）を中止し手術を行った場合，心血管合併症による死亡率が増大した（最大71％）[4〜8]。

継続した場合は，周術期出血リスクの上

			手術の出血リスク		
			高リスク	中リスク	低リスク
			・閉鎖腔の手術	・輸血の可能性がある手術	・輸血の可能性が少ない手術
			・頭蓋内手術，脊椎手術，眼科後房手術	・消化器，心臓外科，整形外科，泌尿器科，婦人科手術など	・体表，形成外科，生検，小整形外科手術，内視鏡，眼科前房手術，歯科手術
患者の血栓リスク	高リスク	・PCI，BMS，CABG，ACS，AMI，脳梗塞＜6週間 ・上記疾患で合併症がある場合 ＜12週間 ・DES＜6か月	・手術延期を考慮 ・延期できないときはアスピリンだけ継続 ・クロピドグレルを5日前に休薬し，ヘパリン，tirofiban, eptifibatide静注（ブリッジング）	・手術延期を考慮 ・延期できないときは休薬しない ・CABGの場合，クロピドグレルを5日前に中止	・手術延期を考慮 ・延期できないときは休薬しない
	中リスク	・PCI，BMS，CABG，脳梗塞＞6〜12週間 ・ACS，AMI＞6〜24週間 ・DES＞6〜12か月	・手術延期を考慮 ・延期できないときはアスピリンだけ継続 ・クロピドグレルを5日前に休薬，手術後24時間以内に再開	・手術延期を考慮 ・延期できないときは休薬しない ・CABGの場合，クロピドグレルを5日前に中止	・休薬しない
	低リスク	・PCI，BMS，CABG，脳梗塞＞3か月 ・ACS，AMI＞6か月 ・DES＞12か月	・1週間前に休薬 ・手術後24時間以内に再開	・アスピリンは継続し，クロピドグレルは患者ごとの血栓リスクにより判断	・アスピリンは継続し，クロピドグレルは患者ごとの血栓リスクにより判断

PCI：経皮的冠動脈インターベンション，BMS：ベアメタルステント留置術，CABG：冠動脈バイパス術，ACS：急性冠症候群，AMI：急性心筋梗塞，DES：薬剤溶出性ステント留置術．

表1 周術期の抗血小板薬療法の考え方
（Wiviott SD, Braunwald E, McCabe CH, et al. Prasugrel versus clopidogrel in patients with acute coronary syndromes. N Engl J Med 2007；357：2001-15 および Di Minno MN, Prisco D, Ruocco AL, et al. Perioperative handling of patients on antiplatelet therapy with need for surgery. Intern Emerg Med 2009；4：279-88 より作成）
患者が心不全，糖尿病，腎不全を合併している場合や，血栓内膜除去術，末梢動脈バイパス術を行う場合は，患者の血栓リスクがさらに増大する．

昇することが報告されている．アスピリンあるいはクロピドグレルのどちらか1剤を継続した場合，周術期の出血量が約20％，両剤とも継続した場合には約50％増加する[9]．また，シトクロムP450（CYPs）遺伝子多型の影響を受けない第三世代のチエノピリジン誘導体として，日本でも使用可能となったプラスグレルでは，クロピドグレルに比べてステント血栓症の予防に効果的であったものの，やはり，出血性合併症が約30％上昇した[10]．

これらの結果をまとめると，休薬により心血管合併症の死亡率が上昇する可能性（30％）は，手術による出血性合併症（短期合併症0.4％，長期合併症16％）[9]を大きく上回ることとなり，抗血小板薬の投与が必要な中等度以上の心血管リスクを有する患者では，休薬した場合の心血管系合併症のほうが，より危険であると一般的に考えられている．

◎ ブリッジングはアスピリンの継続が推奨される

具体的なマネジメントについては，患者ごとの血栓性合併症のリスクと出血性合併症のリスクを天秤にかけて決定すべきであろう（表1）[10,11]．ブリッジングに関しては，静脈内投与可能な短時間作用性糖タンパク（GP）Ⅱb/Ⅲa阻害薬（tirofiban, eptifibatide）や可逆性P2Y₁₂受容体阻害薬（cangrelor, ticagrelor）が日本では使用できないため，中等度以上のリスクを有する患者では原則的にアスピリンの継続が推奨される．

今後，これらの薬物が使用可能となった場合，速効性が高く効果消失時間も短いcangrelorなどが有用な可能性がある．冠動脈バイパス術予定患者でcangrelorを用いてブリッジングを行った群では，休薬群と比べて，血小板機能を有意に抑制しつつも，出血量に差はなかったと報告[12]されている．

これらの研究報告をふまえ，本症例に対してどのようにマネジメントすべきだろうか．半年前に冠動脈に薬剤溶出性ステントが留置されており，アスピリンとクロピドグレルの2剤併用療法中でステント血栓症の高リスク患者である．したがって，継続のリスクよりも休薬リスクのほうが高いと考えられ，アスピリンを継続したままで手術を行うという選択が適切であろう．

また近年，抗血小板薬2剤併用療法の期間が短縮傾向にあるが，本症例に関しては，術後出血のリスクがなくなった時点で，速やかにクロピドグレルを再開するほうが無難かもしれない（コラム1）．

血小板機能モニタリングを活用する

◎ モニタリングは，血小板数ではなく血小板機能を測定

本症例のように，抗血小板薬を継続したままでは，周術期出血量の増加が懸念される．通常では血小板数の低下と出血（止血凝固

コラム1

薬剤溶出性ステントと抗血小板薬2剤併用療法

冠動脈ステント留置後は，一般的にアスピリンおよびチエノピリジン系抗血小板薬を用いた抗血小板薬2剤併用療法 dual anti-platelet therapy（DAPT）が施行される．第一世代の薬剤溶出性ステント drug-eluting stent（DES）は，従来のベアメタルステント（BMS）よりも超遅発性（留置後1年以降）のステント血栓症発症率が高いことが問題となり，より長い期間のDAPTが必要であると考えられていた[2,3]．しかし，近年，ステント血栓症の発症率が低いとされる第二，第三世代 DES の開発が進み，遅発性（ステント留置後31日以降）～超遅発性のステント血栓症に対するDAPTの必要性を疑問視する報告がなされている[13,14]．また，DAPTによる出血リスクは年3％程度であり[15]，特に心房細動合併患者ではDAPTにワルファリンなどの抗凝固薬が追加されるため，出血性合併症の発症が懸念される．これらの背景から，DAPTの期間は次第に短縮される傾向（6～12か月）にあり[16,17]，今後の展開に注目したいところである．

機能）が密接に関係するために、慣習的に血小板数を止血凝固機能に置き換えて考える場合が多い。しかし抗血小板薬は血小板数ではなく、血小板凝集能などの血小板機能に影響を与えるものであると、考えを改める必要がある。では、血小板機能を知る（＝モニタリングする）ためにはどうすればよいか。

また、低下した血小板機能を回復させる目的で血小板輸血を行う場合、輸血された血小板が血液中に存在する抗血小板薬の影響を受けてしまうことが考えられる。この場合、輸血により血小板機能は十分に回復するのか。また、回復するとした場合、血小板製剤はどの程度準備が必要なのか。

◎血小板機能モニタリングの原理と種類

血小板機能は（血管損傷部位でみられる）粘着、凝集、放出反応など（図1）[18]に分けられ、現存するモニタリング装置もその機能のいずれかを測定している。現在、臨床で使用できる血小板機能モニタリングのうち、代表的なものを表2に示す。

血小板機能検査で最も普及しているのは、凝集能のモニタリングであり、そのなかでも透過光法 light transmission aggregometry がゴールドスタンダードであろう。全血から多血小板血漿 platelet-rich plasm（PRP）を遠心分離後、アデノシン二リン酸（ADP）などの凝集惹起物質を添加し、凝集塊生成による血漿の濁度変化を測定して血小板機能の指標とする。最近では、ヒルジン採血した全血サンプルを用いてインピーダンス変化（Multiplate®、フィンガルリンク社、日本）またはフィブリノゲンビーズ凝集（VerifyNow®、メディコスヒラタ社、日本）を用いる方法が広まりつつあり、アスピリンやチエノピリジン系抗血小板薬での血小板凝集抑制の程度を迅速に判定することができる。

また、血小板粘着能を測定する代表的なものには、PFA-100®（Dade Behring 社、ドイツ）があり、ずり応力下にコラーゲンとアドレナリンまたはコラーゲンとADPでコーティングした膜への粘着の程度を測定する。ただし、血漿 von Willebrand 因子（vWF）濃度と血小板表面のGPⅠb/Ⅸに強く影響され、アスピリンやチエノピリジン系抗血小板薬のモニタリングには不向きである[19]。

◎血小板機能モニタリングの有用性とその限界

麻酔科医が求めるモニタリング

このように、さまざまな測定原理をもつ血小板機能モニタリングが利用できるにもか

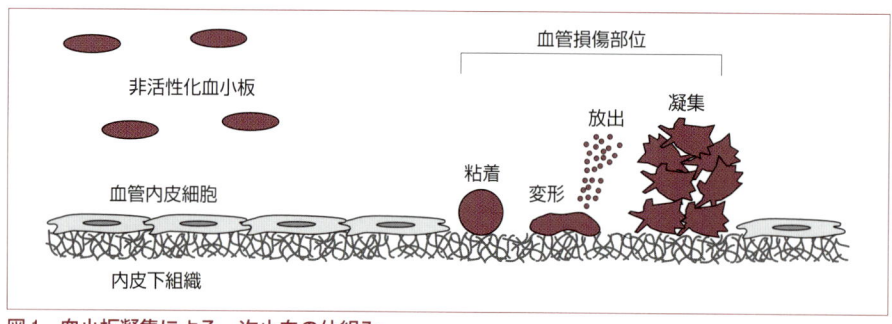

図1 血小板凝集による一次止血の仕組み
(Rumbaut RE, Thiagarajan P. Platelet-Vessel Wall Interactions in Hemostasis and Thrombosis. San Rafael : Morgan & Claypool Life Science, 2010 より)
血管内皮細胞が傷害を受け剥離すると、血小板が内皮下組織に粘着する。粘着した血小板は活性化され、偽足を出し、円盤状から変形する。粘着したことにより、変形した血小板内を活性化信号が伝わり、アデノシン二リン酸（ADP）やトロンボキサン A_2 などの顆粒が放出され、周囲の血小板が活性化される。活性化された血小板に糖タンパク（GP）Ⅱb/Ⅲa 受容体が発現し、フィブリノゲンを介して結合することで凝集する。

	測定原理	特徴
出血時間（Duke法）	・耳朶を穿刺し，出血を吸い取り紙で吸着 ・血斑が認められなくなるまでの時間を計測	・簡便で迅速，血液の処理が不要 ・再現性が低い
透過光法（HEMA TRACER® など）	・全血から多血小板血漿（PRP）を作製し，試薬（ADPなど）で血小板凝集を惹起 ・凝集によりPRPの濁度が低下することで計測（凝集能の計測）	・PRP作製が労力である ・多くの施設で検査可能（普及している）
Cone and Plate（let）Analyser®	・回転する円錐で覆われたプレート上に，一定のずり応力を与え，血小板粘着・凝集を誘発 ・粘着能・凝集能の計測	・血流下でのずり応力に近く，生理的である ・全血測定である
platelet function analyzer（PFA-100®）	・細管中に血液を通過させることで，ずり応力を与えるとともに，先端の開口部に惹起物質を塗布し，血小板粘着・凝集を誘発（粘着能・凝集能の計測）	・von Willebrand病の診断に多く使用されている ・全血測定である ・ヘマトクリット値に影響を受ける
VerifyNow®	・フィブリノゲンコーティングされたビーズに，惹起物質（ADPなど）で血小板を凝集させる ・凝集による光透過性の変化で計測（凝集能の計測）	・全血測定である ・ヘマトクリット値，血小板数に影響を受ける
Plateletworks®	・あらかじめ血小板数を測定する ・惹起物質が入った採血管で，血小板を凝集させる ・凝集しなかった血小板をカウントし，凝集率を計測（凝集能の計測）	・全血測定である ・検査テクニックの影響を受ける
Multiplate®	・血小板は負に帯電していることから，陽電極上に単層膜を形成する ・惹起物質により血小板を凝集させ，陽・陰電極間のインピーダンス変化を測定する（凝集能の計測）	・全血測定である ・血小板数に影響を受ける

ADP：アデノシンニリン酸

表2 血小板機能モニタリング一覧

かわらず，ほとんどの施設でルーチンには使用されていないのが現状である。それは，現存の血小板機能モニタリングが完全なものではなく限界が存在すること，また，経済的側面からは，測定に必要な試薬やカードリッジが比較的高価であるのに比べ，与えられる診療報酬がそれに見合わないことも理由に挙げられる。元来，血小板機能モニタリングはアスピリンやクロピドグレルの効果確認を目的に発展してきたが，麻酔科医はむしろ，それが（周術期を含む）出血リスクおよび血栓性リスク予測をどの程度可能にするのか，に関心があろう。

陽性的中率が低く，陰性的中率が高い

血小板機能モニタリングの有用性（出血リスクおよび血栓性リスク予測がどの程度可能か）についてはいくつかの報告がなされている。血栓性イベントに関しては，血小板機能モニタリングの多くで，陽性的中率[*1]は低く（20％以下），陰性的中率[*2]が高かった（90％以上）[20~22]。また，インピーダンス法（Multiplate®）では，ADPが31Uは心臓手術後の出血性イベントに対して，陽性的中率が29％，陰性的中率が92％であった[23]。これらの結果から，血小板機能モニタリングは出血性および血栓性イベントのいずれに対しても陽性的中率が低く，有用性に関しては疑問が残ると言わざるを得ない。

その理由として，血小板機能モニタリングが主に観察している血小板粘着や凝集の過程は凝固が促進される前に起こるために，止血凝固過程を限定的にしか反映していないことが挙げられる。また，それが出血リスクおよび血栓性リスク予測に対する血小板機能モニタリングの有用性の限界でもあろう。

[*1] 陽性的中率：検査で陽性と出た人のうち，実際にそうであった人の割合。

[*2] 陰性的中率：検査で陰性と出た人のうち，実際にそうでなかった人の割合。

血小板輸血で凝集能は回復するか

輸血された血小板は，循環血液中の抗血小板薬に影響されるが，はたして血小板輸血によってどの程度，血小板機能は回復するのか。抗血小板薬が投与されている患者の全血に，血小板製剤を投与した場合の血小板凝集能の変化を血小板機能モニタリング（Multiplate®）で観察した興味深い研究がある。

この研究[24]では，①アスピリン，②アスピリン＋クロピドグレル，③アスピリン＋ticagrelor，を内服後の患者の全血に，おのおのアフェレーシスした血小板濃厚液platelet concentrate（PC）を段階的に加えて（成人換算でおおよそ2〜5単位の範囲），ASPI test，ADP test，TRAP test[*3]を行った。その結果，血小板投与量に比例して血小板凝集能は全体的に回復する傾向にあった。また，ASPI testおよびTRAP testはアスピリン単剤だけでなく2剤併用療法の患者でも，ほぼ正常にまで回復した。しかし，ADP testでは，アスピリン単剤はほぼ正常にまで回復したのに対して，2剤併用療法の患者の回復は限定的であり，心臓手術後の出血性イベントに関連する基準[23]（ADP＝31 U）を下回るものであった。

このことから，5単位程度の血小板補充でアスピリンによる抗血小板作用から十分に回復するものの，$P2Y_{12}$阻害薬による抗血小板作用からは止血に必要な程度まで（手術手技にもよるが）回復しない可能性が高く，より多くの投与量が必要であると考えられる。

◎出血量が多いと予想されるときは，余裕をもって準備する

さてここで，アスピリンだけを継続したまま手術を行う本症例の止血管理を考えてみたい。前述の研究をベースにすると，血小板機能の回復だけを目的とするならば5単位程度のPCの準備で十分な可能性が高い。しかし，比較的多くの出血が予想される手術であることや社会的な背景（血液製剤が届きにくいなど）を鑑みると，あと5〜10単位ほどの余裕をもって準備しておくほうが無難であろう。また，術中の追加オーダーや投与タイミングについては，出血性イベントに対して低い陽性的中率ではあるものの，血小板機能モニタリングを参考にすることも選択肢の一つである。

その後の経過1

大動脈近位端の吻合を終えた時点で，出血量が1700 mLとなり，回収式自己血500 mLを投与した。

末梢側の吻合終了後にプロタミンを投与し，活性凝固時間activated coagulation time（ACT）は128秒であった。この時点での出血量は2600 mLであり，検査所見は次のようなものであった。

Hb値7.8 g/dL，血小板数 $7.8×10^4/mm^3$，PT-INR 1.39，APTT 41.6秒，フィブリノゲン108 mg/dL，FDP 16.5 μg/mL，D-ダイマー10.1 μg/mL，アンチトロンビン活性47％。

外科的出血はコントロールできているものの，術野ではびまん性に出血が継続しているため，執刀医から対応を求められた。

不安定な凝固・線溶のバランス状態

出血が多量になると本症例のように外科的止血が完了しているにもかかわらず，術野でびまん性の出血が起こり，その対応に迫られることがある。そのような場合，適切な対応はどのようなものか。そもそも，びまん性出血の原因は何か。

◎消費性凝固障害と希釈性凝固障害

出血量が漸増する場合，循環動態の維持（循環血液量と酸素運搬能の保持など）が優先されるために膠質液や赤血球液red blood cells（RBC）の投与が中心に行われることが多い。本症例のように回収した自己血を利用することもその一つであろう。

[*3] ASPI test：アラキドン酸を介する経路でアスピリンや非ステロイド性抗炎症薬 non-steroidal anti-inflammatory drugs（NSAIDs）に感度が高い。
ADP test：ADP受容体を介した経路で$P2Y_{12}$阻害薬に感度が高い。
TRAP test：トロンビン受容体を介した経路でGPⅡb/Ⅲa阻害薬に感度が高い。

しかし，外科的止血に苦労するような症例では，血管損傷部位の凝固活性化から持続的に血小板や凝固因子が消費される（消費性凝固障害）だけでなく，そのような初期対応（輸液）による血液希釈から止血凝固因子の低下がひき起こされていること（希釈性凝固障害）にも注意が必要である。

さらには，凝固因子だけでなく，抗凝固因子や線溶因子および抗線溶因子も同時に低下し，凝固・線溶のバランスが不安定になっていることにも気を配る必要がある[25]。したがって，凝固・線溶のバランスがどちらに傾いているのかということも考慮に入れておきたい。

◎止血に必要な凝固因子のうち，フィブリノゲンが最も早く下限値に到達する

消費性凝固障害および希釈性凝固障害の場合，血小板や凝固因子の低下は出血量や希釈の程度に比例して起こると考えられている[25]。しかし第Ⅷ因子やvWFなどは，出血などのストレスにより血管内皮からの遊離が促進し，血小板は脾臓などの貯留部位から放出される。実際，筆者らも，臨床現場では予想していたよりも血小板数が低下していないことをたびたび経験する。また，止血に必要とされる各因子の下限値は違っていることも重要である（**表3**）[26,27]。そのなかでも，特にフィブリノゲンが出血により最も早く下限値に到達する（循環血液量の150％の出血で100 mg/dL）ことは頭に入れておくべきであろう。

本症例を振り返ると，血小板とフィブリノゲンの減少，PT，APTTの延長から止血凝固因子の低下による消費性凝固障害および希釈性凝固障害が示唆される。また，アンチトロンビン活性の低下から抗凝固因子の低下も考えられ，凝固・線溶のバランスが崩れている可能性が高い。それを裏づけるようにFDPとD-ダイマーが上昇し，線溶系が活性化していることがわかる（**コラム2**）。

	下限値	出血量（％）〔95％信頼区間〕
血小板	$5×10^4/mm^3$	230〔169〜294〕
フィブリノゲン	100 mg/dL	142〔117〜169〕
プロトロンビン	20％	201〔160〜244〕
第Ⅴ因子	25％	229〔167〜300〕
第Ⅶ因子	20％	236〔198〜277〕

表3 止血に必要とされる各凝固因子の下限値と出血量の関係
(Hiippala ST, Myllylä GJ, Vahtera EM. Hemostatic factors and replacement of major blood loss with plasma-poor red cell concentrates. Anesth Analg 1995 ; 81 ; 360-5 より)
血小板を例に挙げると，推定される循環血液量の230％の出血で止血に必要と考えられる下限値の$5×10^4/mm^3$まで低下する。

■止血の観点からみた輸血療法

本症例のように出血が増加すると，消費性凝固障害および希釈性凝固障害から，凝固・抗凝固因子および線溶・抗線溶因子が低下し，また，凝固・線溶のバランスが崩れてしまう状況に陥る可能性がある。そのような場合，どのようなコンセプトや値を基準に輸血療法を行えばよいのか。

◎必要なものを必要最小限だけ補う

消費性凝固障害および希釈性凝固障害の場合，血小板や凝固因子の低下は出血量や希釈の程度に比例して起こると考えられているが，止血に必要とされる各因子の下限値

コラム2

線溶活性化とFDP，D-ダイマー

止血凝固の最終過程で，フィブリノゲンが第ⅩⅢ因子により架橋・安定化し，血栓（フィブリン）となる。そして，組織の修復後にこれらの不必要となった血栓を除去する過程を線溶という。特に，フィブリノゲンが分解されることを一次線溶，フィブリンが分解されることを二次線溶とよぶ。FDPとは，フィブリン/フィブリノゲン分解産物のことであり，フィブリンおよびフィブリノゲンのどちらが分解されてもFDP値は上昇する。それに対して，D-ダイマーは形成された血栓（フィブリン）が分解されることでのみ産生されるため，二次線溶（形成された血栓が分解される）に特異的なマーカーとして用いられている。したがって，FDP，D-ダイマーが高値である場合には，血栓の材料であるフィブリノゲンが分解されていることを示し，一次線溶が亢進した状態が考えられる。

は異なっている，ということはすでに述べた．医療経済や感染症の観点からすれば，"必要な（＝低下している）ものを必要最小限だけ補う"というコンセプトになるだろう．

しかし現状では，日本でフィブリノゲン濃縮製剤や遺伝子組み換え活性型凝固第VII因子製剤などに代表される単一の凝固因子製剤を，周術期に日常的に使用できない．したがって，止血凝固因子補充に使用できる血液製剤は，PCと新鮮凍結血漿 fresh frozen plasma（FFP）になる．では，FFPとPCをどのように投与するべきか．

◎ FFPは目的によって投与量が異なる

FFPは血漿中に含まれるすべての凝固因子とともに凝固・線溶制御因子（アンチトロンビン，プロテインC，α_2プラスミンインヒビターなど）を含んでいる．先ほど述べた，必要な（＝低下している）ものを必要最小限だけ補うというコンセプトとは逆になるが，出血量が多く，一度にそれらの因子が低下した場合の使用に適していると考えられている．つまり，まんべんなく補充ができるため，凝固・線溶のバランスを整えることができるのが単一の凝固因子製剤よりも有利な点であろう．

投与基準は，出血や外傷に伴う消費性凝固障害あるいは希釈性凝固障害が含まれ，PT-INR≧2.0あるいはPT活性≦30％，APTTが基準値の2倍以上あるいはAPTT活性≦25％，フィブリノゲン＜100 mg/dLがおおよその目安とされている[27]．

投与量については，凝固因子の補充とフィブリノゲンの補充から考えた場合で異なることを知っておきたい．凝固因子を補充する目的の場合，生理的な止血効果が期待できる最少血中活性値は正常値の20～30％程度である[26]ため，計算上は8～12 mL/kgのFFPがそれに相当する量となる．例えば，体重50 kgの患者では，

FFPの投与量は400～600 mL（約5～7単位）程度となる．それに対し，フィブリノゲン補充の観点になると，止血に必要なフィブリノゲン量を補充するためには，その2倍程度の15～30 mL/kgが必要になる場合が多い[28]．英国では，15 mL/kgが容量負荷としても許容でき，止血凝固の観点からもバランスがとれているとして好まれている[28, 29]．

◎ 血小板に質的異常があるときのPC投与は，総合的に判断する

PCは1単位中に$(0.2～0.3) \times 10^{11}$個の血小板が含まれ，外科的投与基準が$(5～10) \times 10^4/mm^3$のあいだに設定されている[27]．しかし，前述のように，抗血小板薬を継続しているケースに代表されるような，血小板の質的異常が存在する場合，この基準は必ずしも当てはまらないため，術野の状況など，総合的に判断する必要があろう．

そのほかに基本的知識として，血小板輸液直後の予想血小板増加数（/μL）は

$$\frac{輸血血小板総数}{循環血液量（mL）\times 1000} \times \frac{2}{3}$$

で，計算されることは記憶しておきたい[*4]．

*4 輸血された血小板の1/3が脾臓で取り込まれると仮定している．

◎ 周術期の止血凝固モニタリング

検査値が止血血栓の安定性を反映しているとは限らない

前述のように，PT-INRやAPTT，あるいはフィブリノゲンや血小板数を輸血投与の基準とする場合，以下のような欠点が存在することを知っておく必要がある．① PT-INRやAPTTは，トロンビン生成の初期に測定が終了するため，第XIII因子によるフィブリン重合や線溶系の評価が含まれない[30]．② 測定に血漿を用いるため，血小板と凝固因子の相互関係を把握できない．そして，③ フィブリノゲンや血小板は血栓形成における基質（材料）であるために，同じくフィブリン重合や血小板と凝固

因子の相互関係を表すものではない．

したがって，これらの検査値が必ずしも最終的に形成された止血血栓の安定性を反映するものではないことに留意したい．また，PT-INRやAPTTは測定に時間がかかるため，リアルタイム性に欠けることも難点である．

POCモニタリングが検査室検査に代わる可能性

近年，これらの問題を解決する可能性がある point-of-care（POC）モニタリングとして，トロンボエラストメトリー ROTEM®（Tem Innovations 社，ドイツ）やトロンボエラストグラフ TEG®（Haemonetics 社，米国）が注目され，周術期ガイドライン[31]にも採用されている．その詳細は他章に譲るが，筆者らが小児開心術で行った研究[32]でも，それらのPOCモニタリングがPT-INR，APTT，ACTなどの従来の検査に比べて，止血凝固マネジメントに対して有用であった．また，フィブリノゲン測定でも，従来の中央検査室で行われる計測の代替としてPOCモニタリングの可能性が示されている[33]．今後，この領域の可能性に期待したい．

◎フィブリノゲンが下限値に近づいており，血小板の質的異常が考えられる

本症例は，吻合後のPT-INR 1.39，APTT 41.6秒，フィブリノゲン 108 mg/dLであることから，出血により，いち早くフィブリノゲンが下限値付近に達していることがわかる．したがって，止血に十分な血漿フィブリノゲンを確保するため，FFP投与を行う必要がある．

血小板数に関しては $7.8 \times 10^4/mm^3$ であり，数値上は必ずしも投与の必要はないかもしれない．しかし，抗血小板薬を継続しており血小板の質的異常が考えられるため，FFP投与を行うほうが望ましい．

具体的な投与については，血漿フィブリノゲン確保を第一の目的とするため，15～30 mL/kgのFFP投与が必要であろう．過剰な輸液負荷とならないよう，15 mL/kgを目安に投与を開始する．血小板補充に関しては，血小板の質的異常があること，出血量が循環血液量の1/2程度に達しており出血が継続していることから，少なくとも10単位のPC投与は行いたい．当然ながら，術野での出血を考慮しつつ，検査を再度行い，投与量の再調整を行うことが重要である．

さらに，トロンボエラストメトリーなどのPOCモニタリングを用いることが可能なら，FFP，PC投与前後における止血血栓の安定性を比較できるため，輸血療法の助けとなるであろう．

抗プラスミン薬による輸血の補助療法

これまでに，術中出血時の止血を目的とした輸血療法の考え方を，血液製剤の実際の投与量をふまえつつ述べてきた．失血による消費性凝固障害および希釈性凝固障害に対しては，やはり欠乏しているもの（止血凝固因子）を補うことが最優先の治療となろう．しかし，日本ではフィブリノゲン製剤などの単一凝固因子製剤を日常臨床として選択できないため，FFPやPCに頼らざるを得ない．これらの製剤に偏った輸血療法では，患者への容量負荷も高くなりやすく，医療経済や感染症の観点からも良いとは言い難い．

近年，外傷や周術期出血では，トラネキサム酸に代表される抗プラスミン薬が有効である報告[34〜37]がなされており，輸血療法の助けとなる可能性がある．

◎トラネキサム酸の投与群は死亡率を有意に低下させた

抗プラスミン薬はプラスミノーゲンがフィブリンに結合し，線溶系が働くのを阻害することで効果を発揮する．代表的な抗プラ

*5 APは高い止血効果があるとされながらも、血栓性合併症が増加することが報告[38]され、2008年から使用が認められていない。しかし、2012年から一部の国（欧州やカナダなど）で使用が再開されている。

スミン薬として、ε-アミノカプロン酸（EACA）、トラネキサム酸（TA）、アプロチニン（AP）*5がある。TAはEACAの約10倍の効果をもち、麻酔科医には最も馴染みのある抗プラスミン薬であろう。したがって、ここからは、TAを中心に述べる。

TAの有用性に関する代表的な前向きランダム化試験に、CRASH-2 trial[34]がある。この研究では外傷患者約20000例を、受傷後8時間以内にTA1gを初回静注後、8時間かけて1gを持続投与する群（TA群）とプラセボ群に分け、外傷後のアウトカムを調べている。その結果、TA群では死亡率が有意に低下（14.5% vs 16.0%）しており、出血に起因する死亡も少なかった。周術期に関しては、いくつかのシステマティックレビューやメタ解析が存在し、それらの結果[35〜37]を総合すると、出血量（約1/3の減少）だけでなく輸血量も減少させることができた。

◎ DICを呈した患者への
抗プラスミン薬は原則禁忌

これらの報告をふまえて、周術期にTAを投与する利点は多いと考えられるが、投与時期を誤ると逆に死亡率を上昇させる危険性がある。CRASH-2 trialのデータを用いて行われた探索的解析研究[39]では、興味深いことにTAの投与を受傷後3時間以内に受けた患者では出血に起因する死亡が少なく、それ以降は上昇する傾向にあった。その理由として、外傷の急性期を過ぎると消費性凝固障害を伴う播種性血管内凝固（DIC）に発展する傾向があるため、TAの投与は、微小血栓形成を悪化させると同時に、制御不可能な出血に陥らせることが考えられている[40,41]。

したがって、DIC（傾向）での抗プラスミン薬の投与は原則的に禁忌とされている。これは外傷時に限らず、周術期に使用する麻酔科医も十分に留意しておくべきことである。

◎ トラネキサム酸の高用量投与には
注意が必要

TAの投与方法およびその量に関しては、さまざまな投与量でTAの出血および輸血に対する有用性を調べた研究で高用量と低用量での有意差は認められていないため、決定的なプロトコールはないのが実情である。

心臓外科手術におけるHorrowらによる研究[42,43]では、10 mg/kgの初回投与後に1 mg/kg/hrの持続点滴が術中出血を減少させることが報告され、これ以上の用量での利点は認められなかった。また、別のメタ解析[37]では、成人においてTA投与総量1gが出血を改善させ、それ以上の投与を支持するエビデンスはなかったとしている。

したがって、これらの投与量で抗線溶効果を発揮するために十分な血漿濃度が維持されていたのであろうと考えられている[34]。さらに、Horrowらの研究で投与されていた量を大幅に超える高用量のTA投与で痙攣発作が起こることが報告[44]され、高用量投与は利点がないだけではなく、有害であるとみなされている。したがって、Horrowらの研究で用いられていた用量内の投与で十分な可能性が高いと筆者らは考えている。

◎ 二次線溶の亢進が考えられ、
抗線溶療法で補助

本症例は、FDP 16.5 μg/mL、D-ダイマー10.1 μg/mLであることから、二次線溶が亢進している状態であることが考えられる。したがって、抗線溶療法が輸血療法の助けとなる可能性が高い。Horrowらの研究で使用されていたように、TAの初回投与を10 mg/kgで行い、その後1 mg/kg/hrで持続投与する。また、高用量では痙攣の合併症が発生する可能性があるため、止血が

確認された後は不必要な投与を控えたい．

抗線溶療法の開始後，輸血療法の手を緩めてしまうのを目撃することがある．本症例のように，線溶亢進が多量出血による消費性凝固障害に起因する場合は，輸血療法が治療の本質であることを忘れないことが重要である．

その後の経過 2

15 mL/kg を目安に FFP 投与を始めつつ，PC 20 単位をオーダーした．抗線溶療法として，TA 10 mg/kg をボーラス投与した後，1 mg/kg/hr で持続投与を開始した．FFP 10 mL/kg および PC 10 単位を投与した時点で，出血量は 3500 mL であり，びまん性出血は改善傾向にあった．その時点で得られた検査所見は次のようなものであった．

PT-INR 1.21，APTT 34.6 秒，フィブリノゲン 148 mg/dL，血小板数 $10.3 \times 10^4/mm^3$．

その後，輸血療法を継続し，止血完了までに FFP 20 mL/kg，PC 20 単位を投与した．最終出血量は 4200 mL であった．手術終了時の検査所見は次のようなものであった．

PT-INR 1.17，APTT 32.3 秒，フィブリノゲン 198 mg/dL，血小板数 $13.3 \times 10^4/mm^3$，FDP 8.2 μg/mL，D-ダイマー 6.8 μg/mL，アンチトロンビン活性 75％．

クロピドグレル投与の再開は，血栓症のリスクから術後すみやかに開始する予定であったが，術後再出血のリスクを考え術後 4 日目からの再開となった．

● ● ● ●

臨床でも遭遇するであろう症例を通じ，周術期の抗血小板薬のマネジメントおよび輸血療法について最新の報告を交えながら紹介した．臨床の現場では，病態の本質的な治療と補助療法が並行して行われている場合が多く，漫然と治療が継続されてしまうことも少なくない．患者の状態は時々刻々と変化しているため，その意味を常に問いかけながら，プラクティスを進めていくことが重要である．また，本章で述べてきたエビデンスやガイドラインは刷新されていくため，常に新しい知見や情報に目を配ることも忘れないでおきたい．

（中山 力恒・中嶋 康文）

文献

1. Artang R, Dieter RS. Analysis of 36 reported cases of late thrombosis in drug-eluting stents placed in coronary arteries. Am J Cardiol 2007 ; 99 : 1039–43.
2. Iakovou I, Schmidt T, Bonizzoni E, et al. Incidence, predictors, and outcome of thrombosis after successful implantation of drug-eluting stents. JAMA 2005 ; 293 : 2126–30.
3. Fleisher LA, Beckman JA, Brown KA, et al. ACC/AHA 2007 Guidelines on Perioperative Cardiovascular Evaluation and Care for Noncardiac Surgery: Executive Summary: A Report of the American College of Cardiology/American Heart Association Task Force on Practice Guidelines (Writing Committee to Revise the 2002 Guidelines on Perioperative Cardiovascular Evaluation for Noncardiac Surgery) : Developed in Collaboration With the American Society of Echocardiography, American Society of Nuclear Cardiology, Heart Rhythm Society, Society of Cardiovascular Anesthesiologists, Society for Cardiovascular Angiography and Interventions, Society for Vascular Medicine and Biology, and Society for Vascular Surgery. Circulation 2007 ; 116 : 1971–96.
4. Sharma AK, Ajani AE, Hamwi SM, et al. Major noncardiac surgery following coronary stenting: when is it safe to operate? Catheter Cardiovasc Interv 2004 ; 63 : 141–5.
5. Nuttall GA, Brown MJ, Stombaugh JW, et al. Time and cardiac risk of surgery after bare-metal stent percutaneous coronary intervention. Anesthesiology 2008 ; 109 : 588–95.
6. Rabbitts JA, Nuttall GA, Brown MJ, et al. Cardiac risk of noncardiac surgery after percutaneous coronary intervention with drug eluting stents. Anesthesiology 2008 ; 109 : 596–604.
7. Schouten O, van Domburg RT, Bax JJ, et al. Noncardiac surgery after coronary stenting: early surgery and interruption of antiplatelet therapy are associated with an increase in major adverse cardiac events. J Am Coll Cardiol 2007 ; 49 : 122–4.
8. CAPRIE Steering Committee. A randomised, blinded, trial of clopidogrel versus aspirin in patients at risk of ischaemic events (CAPRIE). Lancet 1996 ; 348 : 1329–39.
9. Chassot PG, Marcucci C, Delabays A, et al. Perioperative antiplatelet therapy. Am Fam Physician 2010 ; 82 : 1484–9.
10. Wiviott SD, Braunwald E, McCabe CH, et al. Prasugrel versus clopidogrel in patients with acute coronary syndromes. N Engl J Med 2007 ; 357 : 2001–15.
11. Di Minno MN, Prisco D, Ruocco AL, et al. Perioperative handling of patients on antiplatelet therapy with need for surgery. Intern Emerg Med 2009 ; 4 : 279–88.
12. Angiolillo DJ, Firstenberg MS, Price MJ, et al. Bridging antiplatelet therapy with cangrelor in patients undergoing cardiac surgery: a randomized

controlled trial. JAMA 2012 ; 307 : 265–74.
13. Park SJ, Park DW, Kim YH, et al. Duration of dual antiplatelet therapy after implantation of drug-eluting stents. N Engl J Med 2010 ; 362 : 1374–82.
14. Elmariah S, Mauri L, Doros G, et al. Extended duration dual antiplatelet therapy and mortality: a systematic review and meta-analysis. Lancet 2015 ; 385 : 792–8.
15. Ko DT, Yun L, Wijeysundera HC, et al. Incidence, predictors, and prognostic implications of hospitalization for late bleeding after percutaneous coronary intervention for patients older than 65 years. Circ Cardiovasc Interv 2010 ; 3 : 140–7.
16. Wijns W, Kolh P, Danchin N, et al. Guidelines on myocardial revascularization. Eur Heart J 2010 ; 31 : 2501–55.
17. Schulz-Schüpke S, Byrne RA, Ten Berg JM, et al. ISAR-SAFE: a randomized, double-blind, placebo-controlled trial of 6 vs. 12 months of clopidogrel therapy after drug-eluting stenting. Eur Heart J 2015 ; 36 : 1252–63.
18. Rumbaut RE, Thiagarajan P. Platelet-Vessel Wall Interactions in Hemostasis and Thrombosis. San Rafael : Morgan & Claypool Life Science, 2010.
19. Hayward CP, Harrison P, Cattaneo M, et al. Platelet function analyzer (PFA) -100 closure time in the evaluation of platelet disorders and platelet function. J Thromb Haemost 2006 ; 4 : 312–9.
20. Frere C, Cuisset T, Quilici J, et al. ADP-induced platelet aggregation and platelet reactivity index VASP are good predictive markers for clinical outcomes in non-ST elevation acute coronary syndrome. Thromb Haemost 2007 ; 98 : 838–43.
21. Breet NJ, van Werkum JW, Bouman H, et al. High on-aspirin platelet reactivity as measured with aggregation-based, cyclooxygenase-1 inhibition sensitive platelet function tests is associated with the occurrence of atherothrombotic events. J Thromb Haemost 2010 ; 8 : 2140–8.
22. Breet NJ, van Werkum JW, Bouman HJ, et al. Comparison of platelet function tests in predicting clinical outcome in patients undergoing coronary stent implantation. JAMA 2010 ; 303 : 754–62.
23. Ranucci M, Baryshnikova E, Soro G, et al. Multiple electrode whole-blood aggregometry and bleeding in cardiac surgery patients receiving thienopyridines. Ann Thorac Surg 2011 ; 91 : 123–9.
24. Hansson EC, Shams Hakimi C, Åström-Olsson K, et al. Effects of ex vivo platelet supplementation on platelet aggregability in blood samples from patients treated with acetylsalicylic acid, clopidogrel, or ticagrelor. Br J Anaesth 2014 ; 112 : 570–5.
25. Bolliger D, Szlam F, Levy JH, et al. Haemodilution-induced profibrinolytic state is mitigated by fresh-frozen plasma: implications for early haemostatic intervention in massive haemorrhage. Br J Anaesth 2010 ; 104 : 318–25.
26. Hiippala ST, Myllylä GJ, Vahtera EM. Hemostatic factors and replacement of major blood loss with plasma-poor red cell concentrates. Anesth Analg 1995 ; 81 : 360–5.
27. 厚生労働省医薬食品局血液対策課．血液製剤の使用指針（改定版），2005.
28. Chowdary P, Saayman AG, Paulus U, et al. Efficacy of standard dose and 30 ml/kg fresh frozen plasma in correcting laboratory parameters of haemostasis in critically ill patients. Br J Haematol 2004 ; 125 : 69–73.
29. Stanworth SJ, Walsh TS, Prescott RJ, et al. A national study of plasma use in critical care: clinical indications, dose and effect on prothrombin time. Crit Care 2011 ; 15 : R108.
30. Tanaka KA, Key NS, Levy JH. Blood coagulation: hemostasis and thrombin regulation. Anesth Analg 2009 ; 108 : 1433–46.
31. Kozek-Langenecker SA, Afshari A, Albaladejo P, et al. Management of severe perioperative bleeding: guidelines from the European Society of Anaesthesiology. Eur J Anaesthesiol 2013 ; 30 : 270–382.
32. Nakayama Y, Nakajima Y, Tanaka KA, et al. Thromboelastometry-guided intraoperative haemostatic management reduces bleeding and red cell transfusion after paediatric cardiac surgery. Br J Anaesth 2015 ; 114 : 91–102.
33. Ogawa S, Tanaka KA, Nakajima Y, et al. Fibrinogen measurements in plasma and whole blood: a performance evaluation study of the dry-hematology system. Anesth Analg 2015 ; 120 : 18–25.
34. Shakur H, Roberts I, Bautista R, et al. Effects of tranexamic acid on death, vascular occlusive events, and blood transfusion in trauma patients with significant haemorrhage (CRASH-2) : a randomised, placebo-controlled trial. Lancet 2010 ; 376 : 23–32.
35. Henry DA, Carless PA, Moxey AJ, et al. Anti-fibrinolytic use for minimising perioperative allogeneic blood transfusion. Cochrane Database Syst Rev 2007 ; (4) : CD001886.
36. Ker K, Edwards P, Perel P, et al. Effect of tranexamic acid on surgical bleeding: systematic review and cumulative meta-analysis. BMJ 2012 ; 344 : e3054.
37. Ker K, Prieto-Merino D, Roberts I. Systematic review, meta-analysis and meta-regression of the effect of tranexamic acid on surgical blood loss. Br J Surg 2013 ; 100 : 1271–9.
38. Fergusson DA, Hébert PC, Mazer CD, et al. A comparison of aprotinin and lysine analogues in high-risk cardiac surgery. N Engl J Med 2008 ; 358 : 2319–31.
39. Roberts I, Shakur H, Afolabi A, et al. The importance of early treatment with tranexamic acid in bleeding trauma patients: an exploratory analysis of the CRASH-2 randomised controlled trial. Lancet 2011 ; 377 : 1096–101, 1101. e1–2.
40. Sawamura A, Hayakawa M, Gando S, et al. Disseminated intravascular coagulation with a fibrinolytic phenotype at an early phase of trauma predicts mortality. Thromb Res 2009 ; 124 : 608–13.
41. Prentice CR. Basis of antifibrinolytic therapy. J Clin Pathol Suppl (R Coll Pathol) 1980 ; 14 : 35–40.
42. Horrow JC, Hlavacek J, Strong MD, et al. Prophylactic tranexamic acid decreases bleeding after cardiac operations. J Thorac Cardiovasc Surg 1990 ; 99 : 70–4.
43. Horrow JC, Van Riper DF, Strong MD, et al. The dose-response relationship of tranexamic acid. Anesthesiology 1995 ; 82 : 383–92.

44. Murkin JM, Falter F, Granton J, et al. High-dose tranexamic Acid is associated with nonischemic clinical seizures in cardiac surgical patients. Anesth Analg 2010 ; 110 : 350–3.

症例 5

人工心肺離脱後の止血困難

凝るべからず，学べば則ち固ならず

人工心肺装置を使用した胸部心臓外科手術では，希釈性凝固障害を中心とした複合的な止血異常のために大量の血液製剤を必要とすることもまれではない[1]。フィブリノゲンや血小板といった止血因子補充が治療対象の first-line となるが，線溶亢進や易血栓傾向といった病態への理解も求められる。測定結果と臨床病態の時間的な'ずれ'を軽減する point-of-care（POC）検査の応用が広まりつつあるいま，止血診断学の総合力が，人工心肺手術の周術期止血管理に必要とされている。

初期経過

68歳の男性。身長168 cm，体重58 kg。僧帽弁狭窄症，大動脈弁狭窄症に対して二弁置換術が予定された。既往歴として小腸出血への内視鏡治療があり，現在も時折，黒色便を自覚している。術前検査所見は，ヘモグロビン（Hb）値8.8 g/dL，血小板数 $19.8×10^4$/mm^3，プロトロンビン時間国際標準化比（PT-INR）1.05，活性化部分トロンボプラスチン時間（APTT）30.3秒，フィブリノゲン248 mg/dL だった。

■出血傾向のある AS 患者は Heyde 症候群を疑う

重症の大動脈弁狭窄症 aortic stenosis（AS）を有する患者の一部では，術前から易出血傾向を呈することがある。これは，狭窄した大動脈弁を血液が通過する際に，高い shear stress（ずり応力）が von Willebrand 因子（vWF）の高分子量マルチマーを破壊することで発生する。一般に，この病態を Heyde 症候群と称する[2]。

◎後天性 von Willebrand 病（2 A 型）

vWF は傷害を受けた血管内皮上で血小板粘着および血小板血栓の形成を促し，一次止血過程では極めて重要な働きを果たしている。

vWFは，血漿中で500〜20000 kDaのマルチマー構造をとっているが，高分子量マルチマーであるほど止血効果が高い。ASに伴った高分子量マルチマー低下によるvWFの質的異常が，ASに伴う後天性von Willebrand病（vWD）[2A型]の本態である。検査法や診断基準により差異はあるが，重症ASの患者では33〜92％の有病率と報告され，決してまれな疾患ではない[3]。また，ASの病因として，変性硬化よりもリウマチ性のほうが，高分子量マルチマーの障害頻度が高い[4]。

本症例では，繰り返す上部消化管出血が診断のきっかけとなるが，そのほかに，鼻出血，皮下出血，歯科治療時の止血困難といった粘膜出血のエピソードが問診上の手助けとなる。

◎ vWFマルチマー解析

ASの重症度，および大動脈弁部位の平均圧較差と高分子量マルチマーの低下には関連のあることが報告されており，その出血程度との相関も推察される。vWF抗原やリストセチンコファクターによるvWF定量は，vWDの診断には必要不可欠であるが，質的異常であるHeyde症候群ではこれらの検査でvWFが低下していないことも多く，確定診断にはvWFマルチマー解析が必要となる。

外科手術によるASの解除が本病態の根治的な治療となり，術後早期に高分子量マルチマーは正常レベルまで回復する(図1)[5]。一方で，patient-prosthesis mismatchがある場合には，術後に病態が再燃することが指摘されている[2]。

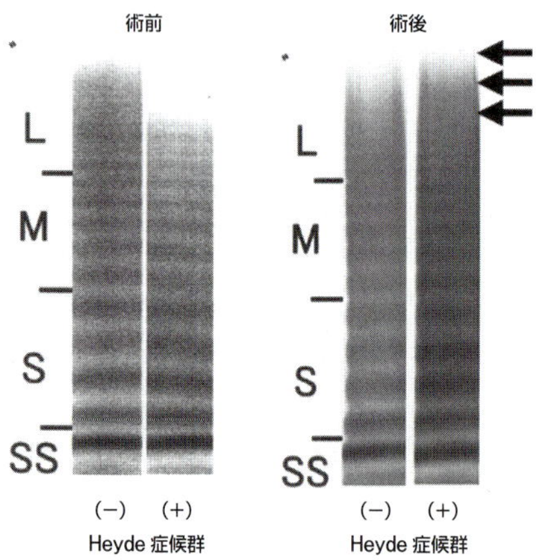

■ 術前評価と管理

ASの重症患者では，心肥大による心筋酸素需要の増大と心室内圧上昇により冠血流が低下している可能性が高く，輸液や昇圧薬により血管内容量や体血圧を適切に保つといった一般的な管理を周術期に心がける。Heyde症候群による出血病変があり，貧血を呈する場合には，この相対的心筋虚血を悪化させる可能性があるため，必要に応じて赤血球輸血を行い，貧血を改善させる。人工心肺手術には高用量ヘパリンによる抗凝固管理を行うことから，術中における消化管出血のリスクが高い。

本症例では，繰り返す消化管出血の病歴があるため，術前に内視鏡的な原因検索と治療を施行すべきであろう。現時点でHeyde症候群の有無と術中輸血量の関連は不明であるが[3,6]，本症例が明らかな一次止血異常を示していることや，二弁置換術に伴い人工心肺時間が長くなる可能性を考慮すると，血小板製剤を含む十分な準備血を用意して手術に臨むのが適切な判断といえよう。

図1 大動脈弁狭窄症における von Willebrand 因子マルチマー解析
(Morishima A, Marui A, Shimamoto T, et al. Successful aortic valve replacement for Heyde syndrome with confirmed hematologic recovery. Ann Thorac Surg 2007 ; 83 : 287-8 より)
大動脈弁置換術を受ける患者の von Willebrand 因子マルチマー解析を示す。Heyde 症候群の患者では，置換術術後7日で，低下した高分子量マルチマーの改善が確認できる（矢印）。
L：large multimer（5500〜7500 kDa），M：medium multimer（3000〜5000 kDa），S：small multimer（1000〜2500 kDa），SS：smallest multimer（500 kDa）。

その後の経過

人工心肺開始後180分が経過した時点の検査所見は，Hb値8.8 g/dL，血小板数7.8×10⁴/mm³，フィブリノゲン90 mg/dL，アンチトロンビン活性は38％だった。僧帽弁および大動脈弁の置換を終了し，人工心肺を離脱した（人工心肺時間220分）。プロタミン投与後の活性凝固時間activated coagulation time（ACT）は134秒だが，術野では出血が持続している。プロタミン投与後の検査所見は，Hb値10.9 g/dL，血小板数7.1×10⁴/mm³，PT-INR 1.51，APTT 61.6秒，フィブリノゲン80 mg/dL，アンチトロンビン活性は41％だった。

■術中の止血管理
◎人工心肺と血液凝固・線溶系の変化
人工心肺と血液希釈

周術期の出血は通常，術野に限定されたものであり，適切な外科的処置とフィブリン糊などの局所止血薬により対処できることが多い。しかし，人工心肺を使用した心臓手術では，出血の程度に比例して希釈性の凝固障害が発生するため，その結果として大量の血液製剤を必要とすることも少なくない[1,7)]。

人工心肺手術では，血液希釈が経時的に進行する。手術開始直後，晶質液の投与に応じて血液希釈は緩やかに生じるが，人工心肺を確立させる際には回路プライミングに用いた晶質液や膠質液のため，血液希釈がさらに進行する。また，セルセーバーによる吸引は凝固因子レベルを持続的に低下させ，さらなる血液希釈の進行を助長する。また，ACTの延長を人工心肺維持の指標にして，結果，ヘパリン投与量が不十分となると，術野や回路内での微小血栓の産生が抑制できないことから，凝固因子は進行性に消費する。

人工心肺手術では，止血に重要な役割を果たす血小板も希釈性に低下する。血小板は人工心肺回路への接触により活性化を受けるが，低体温や物理的損傷から機能低下による止血障害が問題となりやすい。人工心肺手術では高用量のヘパリンが用いられ，これに一致して，血管内皮のWeibel-Palade小体から組織プラスミノゲンアクチベーター（tPA）が血中に放出されるため，線溶反応が亢進しやすい[8)]。

一方で，ヘパリンでもトロンビン生成は完全に制御できていないため，人工心肺中の生体では微小血栓が形成されており，この微小血栓表面上では付着したプラスミノゲンの活性化が生じてしまう。これは，血液希釈と炎症反応に起因した抗線溶タンパク（$α_2$プラスミンインヒビター）の低下などと相まって，脆弱な血栓表面で線溶反応の亢進を助長する。

フィブリノゲン vs トロンビン

本症例では，人工心肺時間が220分と長時間に及び，人工心肺離脱時にはPT，APTTの延長とフィブリノゲンの著明な低下を認めている。人工心肺手術患者を対象に各種凝固マーカーの推移を調査した筆者らの研究[9)]では〔人工心肺時間（中央値）127分〕，人工心肺終了時のフィブリノゲンはベースラインから41％低下（202±60 mg/dL），トロンビンの基質となるプロトロンビン（第Ⅱ因子）は37％低下（52.0±13.8％）と，人工心肺後には最終基質と最終酵素の両者に強い希釈性低下が生じていた（表1）。

一方で，トロンビン生成解析システムを使用してトロンビン生成を測定すると，そのピーク生成量はわずか13％の低下にとどまっていた。これは，トロンビンのブレーキブースターとして働くアンチトロンビン（43％低下）といった抗凝固因子も希釈性に低下することが原因と考えられる。このことは，トロンビンよりもフィブリノゲン補充を治療のfirst-lineとすべきことを示唆している。

	ベースライン	人工心肺開始60分後	人工心肺終了時	ICU入室時
Hct（%）	34.0 ± 5.3	23.9 ± 3.8* (−27%)	24.2 ± 3.8* (−29%)	27.1 ± 4.2** (−16%)
血小板数（×10⁴/mm³）	17.6 ± 4.6	11.2 ± 4.50 (−35%)	10.3 ± 3.8* (−38%)	10.2 ± 3.4** (−40%)
PT（秒）	14.2 ± 2.1	29.3 ± 10.2* (+107%)	27.2 ± 8.7* (+94%)	18.8 ± 5.3** (+32%)
APTT（秒）	41.9 ± 24.2	64.8 ± 22.0* (+72%)	60.4 ± 19.3* (+67%)	52.7 ± 22.2 (+46%)
フィブリノゲン（mg/dL）	363 ± 109	209 ± 73* (−43%)	202 ± 60* (−41%)	265 ± 118** (−23%)
アンチトロンビン（%）	95.0 ± 16.2	57.0 ± 13.2* (−37%)	54.2 ± 12.1* (−43%)	67.7 ± 19.1* (−26%)
プロトロンビン（第Ⅱ因子）（%）	83.5 ± 18.8	54.2 ± 12.0* (−32%)	52.0 ± 13.8* (−37%)	54.4 ± 16.8* (−30%)
トロンビン生成（peak）（nM）	383 ± 115	−	306 ± 65** (−13%)	268 ± 89** (−28%)
トロンビン生成（lag time）（分）	2.0 ± 0.5	−	2.6 ± 1.2** (+36%)	2.2 ± 0.9 (+13%)

Hct：ヘマトクリット，PT：プロトロンビン時間，APTT：活性化部分トロンボプラスチン時間，ICU：集中治療室。
＊：$p<0.01$，＊＊：$p<0.05$。

表1 人工心肺手術における止血因子の推移
(Ogawa S, Szlam F, Chen EP, et al. A comparative evaluation of rotation thromboelastometry and standard coagulation tests in hemodilution-induced coagulation changes after cardiac surgery. Transfusion 2012 ; 52 : 14-22 より)

成分輸血	・新鮮凍結血漿 ・血小板製剤
血漿分画製剤	・フィブリノゲン濃縮製剤 ・クリオプレシピテート ・遺伝子組み換え活性型凝固第Ⅶ因子製剤 ・プロトロンビン複合体製剤 ・第ⅩⅢ因子濃縮製剤
その他	・トラネキサム酸，アミノカプロン酸 ・デスモプレシン，ほか

表2 心臓外科手術領域の静注止血製剤

◎複合的な止血障害

人工心肺後の止血異常は，外科的出血，フィブリノゲン欠乏，トロンビン生成の低下，血小板数や機能の低下，ヘパリン残存，術前の抗血小板薬，抗凝固薬の効果残存，低体温，線溶亢進といった，さまざまな要因によってひき起こされるが，多くの場合，これらは複合的に止血困難を増悪させている[1, 10, 11]。外科的出血に対しては，外科的止血操作が基本ではあるが，出血の継続はさらなる血液希釈から止血因子の消費が進行するため，止血製剤による介入を開始せざるを得ない場面が多い。日本では，「血液製剤の使用指針（改定版）」[12]を参考に各種同種血製剤の適正使用が求められているが，出血のスピードや検査結果が得られるまでの時間などを考慮すると，ガイドラインを遵守した製剤投与を行うことが難しい場面も少なくない。

人工心肺離脱後の出血に対しては，成分輸血，血漿分画製剤，その他の止血製剤が使用されるが（表2），日本では，血小板製剤と新鮮凍結血漿 fresh frozen plasma（FFP）が治療の主流となっている。まれな出血の原因よりも，ありふれた病態の是正を優先するアプローチが求められる（図2）。

◎フィブリノゲンの補充

大量出血時の希釈性凝固障害にはフィブリノゲンの補充が重要となるが，これは人工心肺後の止血障害でも同様である。補充療法には，FFP，フィブリノゲン濃縮製剤

（以下，フィブリノゲン製剤），クリオプレシピテート（寒冷沈殿物）の三つが主に用いられるが（コメント），なかでもフィブリノゲン製剤は効率的なフィブリノゲン補充が可能であることや感染リスクなどの安全面から，その使用頻度が日本でも高まっている（ただし，適応外使用）。

人工心肺手術で，フィブリノゲン製剤の予防投与[13]や術前の高いフィブリノゲンと少ない術後出血の関連性[14]が示されてはいるが，製剤が高価であることを考慮すると予防投与は現実的ではない。

人工心肺手術を対象に，フィブリノゲン製剤の効果を検証した六つの臨床研究（表3）[13,15〜19]のうち，5研究で人工心肺離脱後の出血量に応じてフィブリノゲン製剤の投与量を決定している。フィブリノゲンと出血量には負の相関があるが，必ずしもカットオフ値が設定できるわけではない現状を鑑みれば，人工心肺離脱後のびまん性出血（いわゆるoozing）が認められる場合に限って，フィブリノゲン製剤を投与するという治療法が一般的なアプローチであろう。

一方で，希釈性凝固障害が極めて高度で，1ドーズ（3〜4g程度）のフィブリノゲン

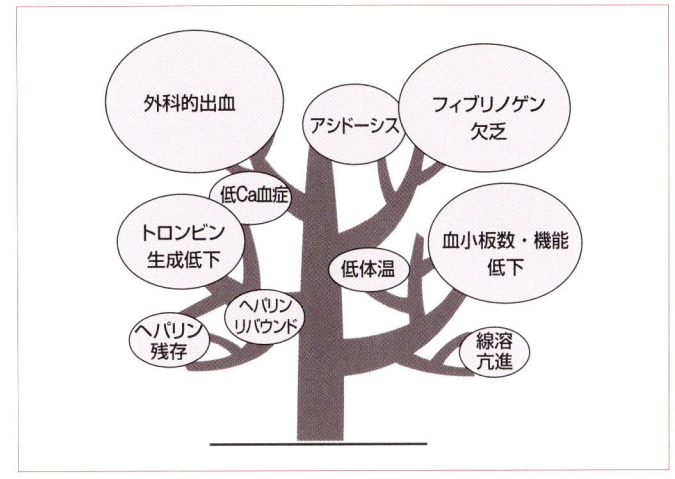

図2　人工心肺離脱後の止血障害の要因と治療のターゲット
人工心肺離脱後の止血異常において，ヘパリン残存や線溶系の異常亢進といった要因は少なからず止血困難を修飾することもあるが，主要な要因となることはまれである。フィブリノゲン低下や血小板数低下といった，よりありふれた病態の是正を優先しながら，かつ，複数の要因に対して段階的にアプローチする。

コメント
日本におけるフィブリノゲン製剤の使用状況

フィブリノゲン濃縮製剤の適応外使用は，日本では年々増加の一途にある。平成25年度には大量出血例（赤血球製剤＞10単位）に使用されているフィブリノゲン製剤の約65％が心臓血管外科手術に使用されている。また，クリオプレシピテートは各医療機関の院内調製に限られている現状があるが，約56％が心臓外科症例に用いられている。

研究，文献番号	対象手術	研究デザイン	患者数（例）	コントロール	FNG製剤投与量	FNGの変化（mg/dL）	輸血使用量（RBC，単位）	術後出血量
Karlsson M, et al. (2009)[13]	CABG	前向き，ランダム化	20	投薬なし	2.0 g（手術開始時）	290 → 350	4.1 vs 1.0	32％減少
Rahe-Meyer N, et al. (2009)[15]	aortic repair	前向き，非ランダム化	42	標準アルゴリズム	5.7±0.7 g（CPB離脱時）	—	0.7 vs 8.2	48％減少
Rahe-Meyer N, et al. (2009)[16]	TAA	後向き対照 vs 前向きFNG群	12	標準アルゴリズム	7.8±2.7 g（CPB離脱時）	—	2.5 vs 16.4	59％減少
Solomon C, et al. (2010)[17]	CABG, TAA,	オープンラベル，後向き	39	—	6.5±1.6 g（CPB離脱時）	190 → 360	—	—
Rahe-Meyer N, et al. (2013)[18]	TAA, TAAA	前向き，ランダム化	80	生理食塩液	8 (6〜9) g（CPB離脱時）	157 → 260	0 (0〜2) vs 2 (2〜5)	—
Tanaka KA, Ogawa S, et al. (2014)[19]	弁置換術	前向き，ランダム化，オープンラベル	20	血小板製剤1アフェレーシス単位	4 g（CPB離脱時）	209（血小板群：165）	NS	NS

CABG：冠動脈バイパス術，TAA：胸部大動脈瘤，TAAA：胸腹部大動脈瘤，CPB：人工心肺，FNG：フィブリノゲン，RBC：赤血球液，NS：有意差なし．

表3　人工心肺手術におけるフィブリノゲン製剤の臨床研究

製剤でも十分な止血が得られない場合には，フィブリノゲン以外の凝固因子や血小板といった補充も十分に行う必要がある（図3）。

本症例のような人工心肺時間が長時間に及んだ症例にフィブリノゲン製剤を適用する場合なら，各種凝固因子を含有するFFPを適宜に使用しながら，止血ポイントでフィブリノゲン製剤を組み合わせる方

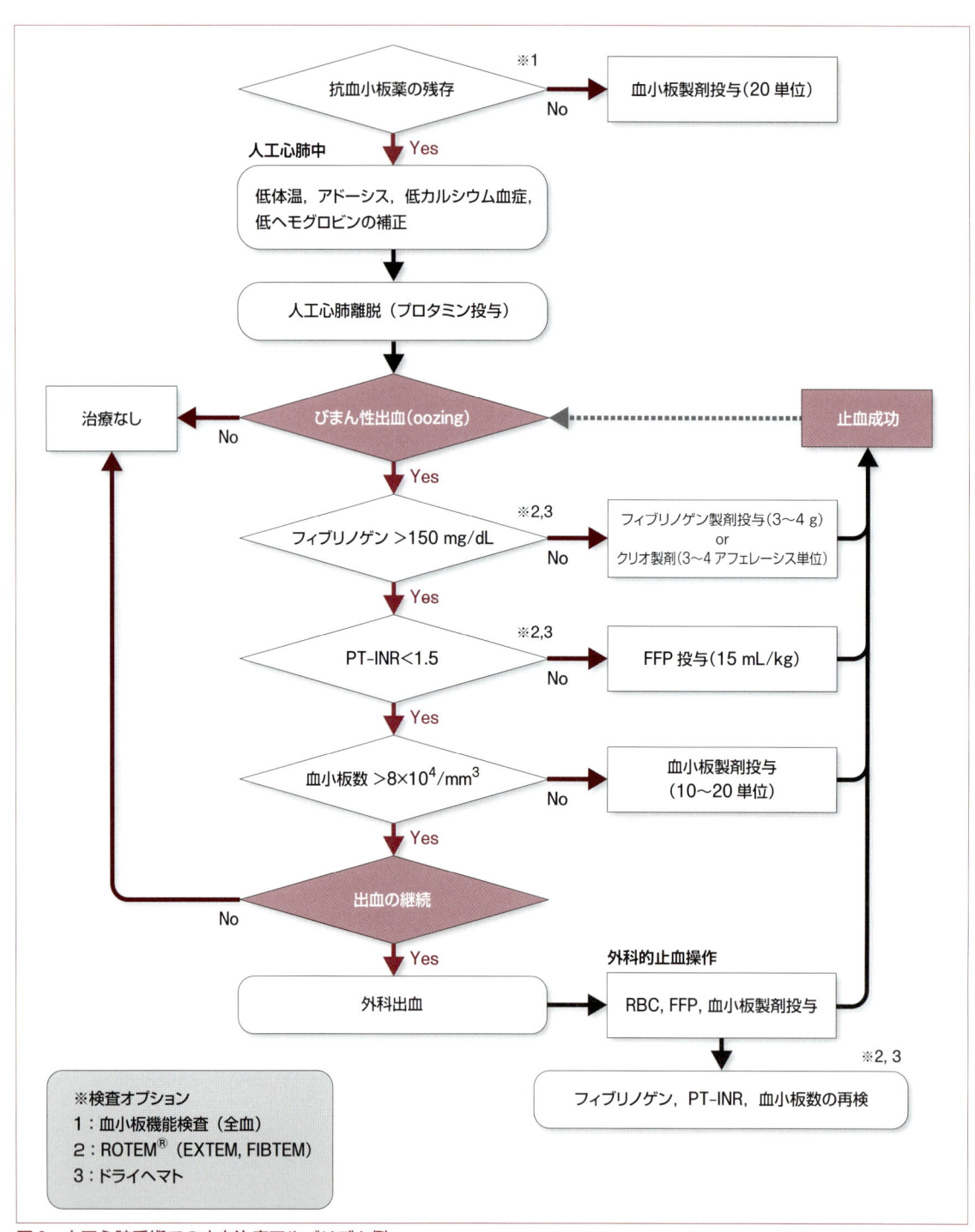

図3 人工心肺手術での止血治療アルゴリズム例
RBC：赤血球液，FFP：新鮮凍結血漿，PT-INR：プロトロンビン時間国際標準化比。

法が合理的な止血戦略であろう。フィブリノゲン製剤はFFPの総投与量を減らす可能性があるが，FFPに完全に取って代わる製剤ではない。

◎ multimodal な止血アプローチ

フィブリノゲン製剤以外にも，先天性凝固因子欠乏患者に使用されるいくつかの凝固因子濃縮製剤を，人工心肺手術に応用する方法が諸外国を中心に報告されている。クリオプレシピテート，遺伝子組み換え活性型凝固第Ⅶ因子製剤（ノボセブン®），プロトロンビン複合体製剤（prothrombin complex concentrates）[7, 20, 21]，などが代表的だが，心臓手術にあたっては血栓性有害事象などのリスクから，その使用基準や安全性の評価は今後の課題でもある[22]。また，線溶系の亢進によるフィブリン溶解が起こりやすくなるため，トラネキサム酸などの抗線溶薬の投与が部分的には有効と考えられる。

Heyde 症候群に対する止血戦略の考え方

本症例は Heyde 症候群であり，血小板による一次止血が障害されていることから，一時的な止血効果を期待して人工心肺離脱時にデスモプレシン（0.2〜0.4 μg/kg）の投与を考慮してもよいかもしれない。デスモプレシンは貯蔵部位である血管内皮からvWFの放出を促すことで止血効果を発揮するため，vWDの治療に使用される。しかし，Heyde 症候群に対する術中のデスモプレシンの止血効果は現時点では明らかではない。デスモプレシンに対する反応病態は症例ごとに大きく異なることが予想されるため，不応例には血小板製剤などの投与が必要になるであろう。高度の希釈性凝固障害が存在する場合には，Heyde 症候群による止血異常だけに固執すべきではない。

人工心肺離脱時の凝血学的検査結果から，本症例でも長時間の人工心肺により高度の希釈性凝固障害が発生していた。人工心肺離脱後に出血が継続している場合，FFPにより低下した各凝固因子を効率的に上昇させることは難しい。そこで，FFPを人工心肺中から適宜投与することで，離脱後の止血障害に対応するといった，より早い止血介入が有効であるかもしれない。離脱直前であれば，限外濾過変法 modified ultrafiltration を併用することで，水分バランスを調整しながら凝固因子レベルを補正することが可能となる。人工心肺中のFFP投与に関しては，フィブリノゲンやPT-INRといった目標値を参考に投与量を決定する必要があるが，これには短時間で測定結果が得られる point-of-care（POC）装置の使用が理にかなっている[23]。

◎ 人工心肺手術と point-of-care 検査

ベッドサイド止血モニタリング

出血が持続している状況では，凝固因子や血小板などが進行性に消費されるため，検査結果が中央検査室から報告された時点では，患者の止血機能はさらに悪化しているという時間のずれが生じやすい。すなわち，検体搬送や血漿分離のための所要時間を考慮すると，全血検体で測定でき，手術室内測定に適した装置サイズを兼ね備えたPOC検査が適している。これらのなかには血小板機能を評価するものもあるが，凝固機能を評価できるものには，ACTはヘモクロン®（ITC社，米国），Hepcon HMS®（Medtronics社，米国），ドライヘマトはCG02 N（A&T社，日本）[24]，トロンボエラストメトリーはROTEM®（Tem Innovations社，ドイツ）[25, 26]，トロンボエラストグラフはTEG®（Haemonetics社，米国），ソノクロット®（Sienco社，米国）[27] などがある。

血液製剤を多く使用する心臓外科周術期では，各種POC装置を組み合わせた止血管理を行うことで，総血液製剤使用量や予後を改善できる可能性がある。

術後出血量やICU滞在期間などで改善効果

Weberら[28]は，人工心肺を使用する成人手術患者100例を対象に，POC検査結果に基づいた輸血アルゴリズム群と従来の輸血アルゴリズム群を前向きに比較検討した。同研究ではPOC群にトロンボエラストメトリーを主に使用していた。POC群では術中および術後の同種血使用量が有意に減少し，また術後出血量，ICU滞在期間，人工呼吸期間，6か月生存率のすべてにおいて，POC装置の使用を支持する結果であった。また，小児心臓外科患者100名を対象とした筆者らの前向き研究[29]では，POC装置を使用した輸血アルゴリズムは術後赤血球液使用量を軽減させ，集中治療室の滞在期間を短縮させたが，トロンボエラストメトリーのなかでも，特に外因系凝固（EXTEM）とフィブリン重合度（FIBTEM）の評価をアルゴリズムの中核におくことの有用性が示された。

人工心肺手術における希釈性凝固障害では，血小板数といった既存の凝血学的検査に加え，全血検体を利用したこれらのPOC検査を組み合わせて使用することで，患者ごとに必要な止血療法を選択していくことが望ましい。

■ 術後の止血管理

人工心肺手術の術後出血に対しては，術中の止血管理と同様に凝血学的検査結果に応じて治療を選択するが，過去のメタ解析[14]の結果では術後のフィブリノゲン値が術後出血量と有意に相関があったことが報告されており，フィブリノゲン値は比較的に参考としやすいマーカーであろう。ヘパリンの残存を危惧するあまり，度重なるプロタミンの投与を行うことは，プロタミンによる凝固障害から止血異常を増悪させてしまう可能性があるため，注意が必要である（臨床メモ）。

大動脈弁置換術を受けるAS患者を対象にした過去の研究では，術後出血量は高分子量マルチマー異常構造を呈する患者で，より多かったが，有意差はなかったと報告[3]されている（図4）。一方で，長時間の人工心肺手術（>140分）では，デスモプレシンの投与が術後出血量を軽減できる可能性があり[31]，本症例がHeyde症候群であることを考慮すると，血小板製剤が迅速に利用できないといった臨床状況では，デスモプレシン投与を考慮してみてもよいかもしれない。

●　●　●

本症例ではHeyde症候群や長時間人工心肺といった臨床経過から，人工心肺離脱後に止血異常が発生した。フィブリノゲン値やPT-INRといった一般的な凝血学的検査を基本としながら，各種POC検査を併用することで，止血診断のプロセスを改善することが，人工心肺手術でのよりよい止血管理への近道であろう。近年，フィブリノゲン製剤やクリオプレシピテートといった凝固因子濃縮製剤が注目を集めているが，FFPといった基本的な止血製剤を適切に使用できる臨床力を培いたい。多数の要因が交絡する止血異常に対して，局所でなく

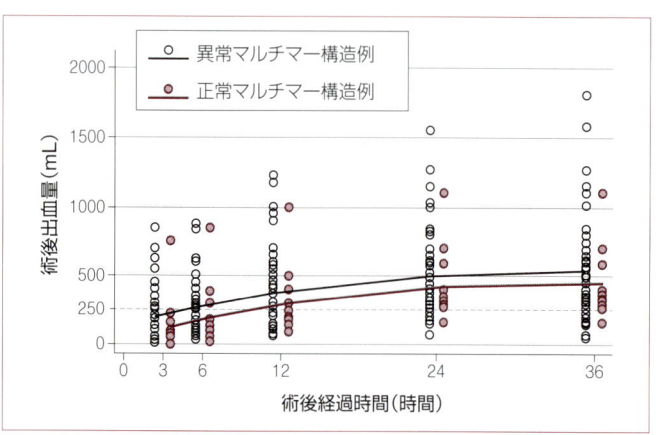

図4　von Willebrand因子マルチマー解析と術後出血量の関係
(Bolliger D, Dell-Kuster S, Seeberger MD, et al. Impact of loss of high-molecular-weight von Willebrand factor multimers on blood loss after aortic valve replacement. Br J Anaesth 2012 ; 108 : 754-62. by permission of Oxford University.)
大動脈弁置換術を予定された大動脈弁狭窄症患者を，術前の高分子量マルチマーの異常構造例と正常例で比較すると，異常例では正常例に比べ術後出血量が多い傾向があったが〔495（270〜650）vs 375（310〜600）mL〕，有意差は認めなかった（$p=0.71$）。

> **臨床メモ**
>
> **プロタミン雑感**
>
> プロタミン硫酸による抗凝固活性は，活性型第V因子および活性型第VIII因子によるトロンビン増幅経路を抑制することに起因し，その効果は用量依存性である[30]。そのため，外科医から再三の"プロタミン・リクエスト"を受ける担当麻酔科医たちは，経験年数に配慮しながらさまざまな対応策を講じることとなる。プロタミンはヘパリンの拮抗薬であって，止血製剤ではないのである。

全体を見据えた止血対応が求められる。

（小川　覚）

文献

1. 小川 覚，中嶋康文，溝部俊樹．周術期出血と希釈性凝固障害−止血治療を考えるための"3つの軸"．臨床麻酔 2012；36：1773–81.
2. Vincentelli A, Susen S, Le Tourneau T, et al. Acquired von Willebrand syndrome in aortic stenosis. N Engl J Med 2003；349：343–9.
3. Bolliger D, Dell-Kuster S, Seeberger MD, et al. Impact of loss of high-molecular-weight von Willebrand factor multimers on blood loss after aortic valve replacement. Br J Anaesth 2012；108：754–62.
4. Casonato A, Sponga S, Pontara E, et al. von Willebrand factor abnormalities in aortic valve stenosis: Pathophysiology and impact on bleeding. Thromb Haemost 2011；106：58–66.
5. Morishima A, Marui A, Shimamoto T, et al. Successful aortic valve replacement for Heyde syndrome with confirmed hematologic recovery. Ann Thorac Surg 2007；83：287–8.
6. Solomon C, Budde U, Schneppenheim S, et al. Acquired type 2A von Willebrand syndrome caused by aortic valve disease corrects during valve surgery. Br J Anaesth 2011；106：494–500.
7. Ogawa S, Ohnishi T, Hosokawa K, et al. Haemodilution-induced changes in coagulation and effects of haemostatic components under flow conditions. Br J Anaesth 2013；111：1013–23.
8. 小川 覚．周術期血栓症と抗凝固療法（特集 周術期凝固線溶系活性化とその制御）．Thrombosis Medicine 2014；4：347–55.
9. Ogawa S, Szlam F, Chen EP, et al. A comparative evaluation of rotation thromboelastometry and standard coagulation tests in hemodilution-induced coagulation changes after cardiac surgery. Transfusion 2012；52：14–22.
10. Bolliger D, Görlinger K, Tanaka KA. Pathophysiology and treatment of coagulopathy in massive hemorrhage and hemodilution. Anesthesiology 2010；113：1205–19.
11. Ogawa S, Hosokawa K, Tanaka KA. Influences of hemodilution and anticoagulation on antiplatelet P2Y12 therapy: in vitro whole blood perfusion model. J Cardiothorac Vasc Anesth 2013；27：e69–71.
12. 厚生労働省医薬食品局血液対策課．血液製剤の使用指針（改定版），2005.
13. Karlsson M, Ternström L, Hyllner M, et al. Prophylactic fibrinogen infusion reduces bleeding after coronary artery bypass surgery. A prospective randomised pilot study. Thromb Haemost 2009；102：137–44.
14. Gielen C, Dekkers O, Stijnen T, et al. The effects of pre- and postoperative fibrinogen levels on blood loss after cardiac surgery: a systematic review and meta-analysis. Interact Cardiovasc Thorac Surg 2014；18：292–8.
15. Rahe-Meyer N, Pichlmaier M, Haverich A, et al. Bleeding management with fibrinogen concentrate targeting a high-normal plasma fibrinogen level: a pilot study. Br J Anaesth 2009；102：785–92.
16. Rahe-Meyer N, Solomon C, Winterhalter M, et al. Thromboelastometry-guided administration of fibrinogen concentrate for the treatment of excessive intraoperative bleeding in thoracoabdominal aortic aneurysm surgery. J Thorac Cardiovasc Surg 2009；138：694–702.
17. Solomon C, Pichlmaier U, Schoechl H, et al. Recovery of fibrinogen after administration of fibrinogen concentrate to patients with severe bleeding after cardiopulmonary bypass surgery. Br J Anaesth 2010；104：555–62.
18. Rahe-Meyer N, Solomon C, Hanke A, et al. Effects of fibrinogen concentrate as first-line therapy during major aortic replacement surgery: a randomized, placebo-controlled trial. Anesthesiology 2013；118：40–50.
19. Tanaka KA, Egan K, Ogawa S, et al. Transfusion and hematologic variables after fibrinogen or platelet transfusion in valve replacement surgery: preliminary data of purified lyophilized human fibrinogen concentrate versus conventional transfusion. Transfusion 2014；54：109–18.
20. Ogawa S, Szlam F, Ohnishi T, et al. A comparative study of prothrombin complex concentrates and fresh-frozen plasma for warfarin reversal under static and flow conditions. Thromb Haemost 2011；106：1215–23.
21. Tanaka KA, Mazzeffi MA, Ogawa S, et al. Three-factor prothrombin complex concentrate and hemostasis after high-risk cardiovascular surgery. Transfusion 2013；53：920–1.
22. Ogawa S, Richardson JE, Sakai T, et al. High mortality associated with intracardiac and intrapulmonary thromboses after cardiopulmonary bypass. J Anesth 2012；26：9–19.
23. 小川 覚，川崎 潤，田中健一．トロンボエラストメトリーを用いた周術期止血管理．日血栓止血会誌 2010；21：553–61.
24. Ogawa S, Tanaka KA, Nakajima Y, et al. Fibrinogen measurements in plasma and whole blood: a performance evaluation study of the dry-hematology system. Anesth Analg 2015；120：18–25.
25. Tanaka K, Ogawa S, Bolliger D. A Primer for Clinical Use of Rotational Thromboelastometry. Point

Care 2012 ; 11 : 77-84.
26. Ogawa S, Szlam F, Bolliger D, et al. The impact of hematocrit on fibrin clot formation assessed by rotational thromboelastometry. Anesth Analg 2012 ; 115 : 16-21.
27. 田中健一, 小川 覚. Viscoelastic Device : 原理と使い方・注意点. Thromb Med 2015 ; 5 : 158-64.
28. Weber CF, Görlinger K, Meininger D, et al. Point-of-care testing: a prospective, randomized clinical trial of efficacy in coagulopathic cardiac surgery patients. Anesthesiology 2012 ; 117 : 531-47.
29. Nakayama Y, Nakajima Y, Tanaka KA, et al. Thromboelastometry-guided intraoperative haemostatic management reduces bleeding and red cell transfusion after paediatric cardiac surgery. Br J Anaesth 2015 ; 114 : 91-102.
30. Bolliger D, Szlam F, Azran M, et al. The anticoagulant effect of protamine sulfate is attenuated in the presence of platelets or elevated factor VIII concentrations. Anesth Analg 2010 ; 111 : 601-8.
31. Wademan BH, Galvin SD. Desmopressin for reducing postoperative blood loss and transfusion requirements following cardiac surgery in adults. Interact Cardiovasc Thorac Surg 2014 ; 18 : 360-70.

症例 **6**
同種血輸血拒否患者の脊椎側彎症手術

輸血できない患者のための周術期管理

周術期出血に起因する血液凝固異常の治療では，最大の選択肢となるのが輸血療法である。一方，さまざまな理由で輸血ができない患者や場面が存在する。そのとき，われわれ麻酔科医はどのような手段をとり得るのか。そのとき，どのような準備が必要なのか。最終的に限界はどのように判断したらよいのか。本症例を通して周術期輸血にかかわる複数の要因を整理し，総合的な管理をめざし学びたい。

初期経過

13歳の女性。身長152 cm，体重40 kg。特発性脊椎側彎症に対しT4～L4の後方矯正固定術が予定された。本人と両親は信仰上の理由から同種血輸血を拒否している。

信仰上の理由による輸血拒否は，しばしば話題となる周術期の問題である。特に未成年の場合は，法的な諸問題を十分に理解したうえでの対応が求められる。「宗教的輸血拒否に関するガイドライン」[1]に則れば，本症例のような13歳児の無輸血診療は想定されない。

本章は，宗教的輸血拒否の対応がメインテーマではない。あくまでも「出血・凝固管理」についての理解を深めるため，"輸血が難しい場面でどうするか"という点がテーマである。本症例は架空の設定であることを明記しておく。読者も「未成年の輸血拒否」からは離れ，「周術期管理」，「出血・凝固管理」の観点から，参考にしていただきたい。

■ どんな輸血を拒否しているのか

「輸血拒否」というと，一般ではひとくくりにされている印象がある。実は拒否する患者自身，血液由来の製剤や，輸血の方法がかなり幅広く存在している事実を知らな

輸血用血液製剤	赤血球成分製剤	洗浄製剤など種類がある
	血漿成分製剤	規格,容量に種類がある
	血小板成分製剤	HLA適合用製剤あり
	全血製剤	ほぼ使用されない
血漿分画製剤	アルブミン製剤	原産国含め複数の製剤あり
	凝固因子製剤	適応は凝固因子欠乏症
	組織接着薬	フィブリノゲンなどを含有
	その他	グロブリン,アンチトロンビンほか

表1 血液製剤の区分

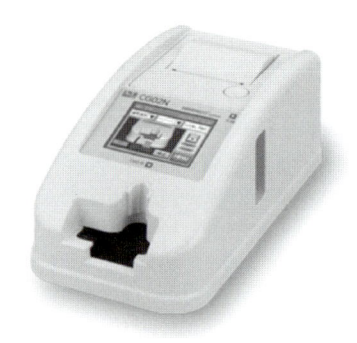

図1 凝固機能測定装置(CG02N,A&T社,日本)
ベッドサイドでPT,APTT,フィブリノゲンが測定できる。

いことがほとんどである。表1に血液製剤,すなわちヒトの血液を原料として作られる医薬品の区分を示す。

本症例のように,事前に出血,輸血が高い確率で予想される場合には,患者ごとに,どの製剤を拒否し,どの製剤は受け入れるのかを確認しておくことは極めて重要である。「外見が赤色のものは自己血であっても拒否,赤色以外であればすべて受容」「原料の一部でも人血を利用した製剤はすべて拒否」「体外循環は可だが,いちど体から切り離されたものは返血拒否」といったように,多種多様の意向に対して,医学的に正確な説明をていねいに行い,理解と同意を得ておく。

その後の経過1

患者の意向を確かめたところ,貯血式自己血輸血は拒否,回収式自己血と血漿分画製剤は使用可能という同意が得られた。術前検査所見は,ヘモグロビン(Hb)値 11.5 g/dL,血小板数 $19.7 \times 10^4/mm^3$,プロトロンビン時間国際標準化比(PT-INR)0.98,活性化部分トロンボプラスチン時間(APTT)29.1 秒,フィブリノゲン 175 mg/dL だった。

■周術期の管理計画と術前準備

◎出血量を予測し,モニタリングを準備する

担当整形外科医との打ち合わせで,手術適応に始まり,術式,手術範囲と見通しを協議した。椎弓根スクリューの数や手術範囲を可及的に限定し,出血は 800 mL 程度との予想で手術を計画した。患者は体重 40 kg の若年女性であり,計算上,約 27% の出血量には耐え得ると判断した。比較的侵襲度の高い手術であり,出血以外のイベントリスクにも対応できるよう,術後は ICU 管理とした。

既往歴はなく,術前検査では軽度の貧血が認められる[2]。検査データから,成長に伴う鉄欠乏性貧血と診断がつき,鉄剤が処方された。貯血を行わない場合,エリスロポエチン製剤は保険適応外となるが,投与後1週間程度の短期間でも十分効果が見込めるため,貧血の重症度と手術スケジュールによっては投与を考慮する。

術中,術後のモニタリングは標準モニタリングのほか,全身循環を詳細に評価する目的で,観血的動脈圧測定,脈波解析による心拍出量測定,中心静脈血酸素飽和度($ScvO_2$)測定を行う。局所循環と神経機能の同時評価のため,運動誘発電位(MEP),BIS(bispectral index)モニター,組織酸素飽和度(rSO_2)も追加した。さらに万全を期して,手術室内でプロトロンビン時間(PT),APTT,フィブリノゲンを短時間で測定できる簡易測定装置(図1)を準備した。

◎輸血用自己血の保存方法

本症例では，自己血輸血は回収式だけ受諾されたが，いうまでもなく自己血輸血は手術時の同種血輸血量を減少させる有力な手段である。通常，貯血式自己血輸血はCPDA（citrate-phosphate-dextrose-adenine）液入りのバッグに全血を採取し4〜6℃で保存（最長35日間）する。この保存方法は，Hbを赤血球内に有効な形で長期保存できるように考案されたものである。手術時の出血による低Hbの治療には大変有効である一方，凝固因子と血小板は採血後約12時間でその生物活性を失ってしまうため，凝固因子や血小板の補充とはならない。

献血と同様にMAP（mannitol-adenine-phosphate）液を用い，採血後に遠心分離して凝固因子成分を冷凍保存する分離貯血も利用されている。大がかりな装置と分離技術，より厳密な衛生管理が必要となり，実施は一部施設に限られている。

術中の出血量を減少させるための戦略

◎動脈圧が低下すれば出血量は減少する

低血圧麻酔に代表されるように，動脈圧の低下は手術部位の組織灌流を低下させ，出血量を減少させられる。動脈圧を低下させるには，①心拍出量（1回拍出量×心拍数）を減少させる，または，②血管抵抗を減少させる，という二つのアプローチがある。

基本的ではあるが，十分な鎮痛と鎮静をはかることで，心収縮力，心拍数，血管抵抗は低く安定する。BIS値や脳波波形も参考にしながら，浅麻酔を避ける。血管抵抗の低下幅を拡大したい場合には，短時間作用性の血管拡張薬を使用する。輸液を負荷すると左室前負荷を増大させ，1回拍出量は増加する。不意に輸液が1本落ちてしまった，などということは絶対に避け，感覚的な輸液計画ではなく，必要以上の量を投与しないよう，モニタリングに基づいて輸液する。

◎過剰な輸液は静脈圧を上昇させ，出血量が増加する

脊椎後方矯正固定術では，骨や，時に静脈叢からの出血が出血量増加の主因となる。これらの出血は，静脈圧を低く保つことにより減少させられる。人工呼吸器の設定は胸腔内圧が極力低くなるよう，呼気終末陽圧（PEEP）を付加し，吸気時気道内圧，吸気時間設定など，酸素化と二酸化炭素呼出が保たれる範囲で調整する。

ここでも重要なのは輸液管理で，過剰な輸液は静脈圧の上昇をきたし，出血量の増加に直結する。必要量の輸液だけをていねいに投与する。静脈系からの出血は出血点が術野に広く分布するため，手術視野を悪化させ，手術時間の延長にもつながる。

◎静脈血酸素飽和度を指標にする

具体的には，低血圧や輸液制限はどこまで低く少なく管理可能なのであろうか。上述した輸液制限，1回拍出量減少，心拍数減少を突き詰めると，究極的には臓器灌流，組織灌流が減少する。正常臓器灌流が維持できないほどに低下させることはできない。

このとき，静脈血酸素飽和度はある程度有用な指標である。組織への酸素供給量と消費量のバランスにより，静脈血酸素飽和度の値は変化する。需給バランスの悪化は混合静脈血酸素飽和度（$S\bar{v}O_2$）値の低下として表れ，おおむね70％を下回る場合にはバランス改善のための介入を開始すべきと考えられる。特に60％以下は重点的な治療を要するレベル，50％以下は差し迫った危険を表すレベルである。麻酔中のように，酸素消費量が一定で大きく変化しない状況の場合，理論的には，酸素供給量と消費量をグラフ上にプロットしてゆくと，供給量が必要量を下回るポイントをグラフの変曲点としてとらえることができる[3]（図2）。

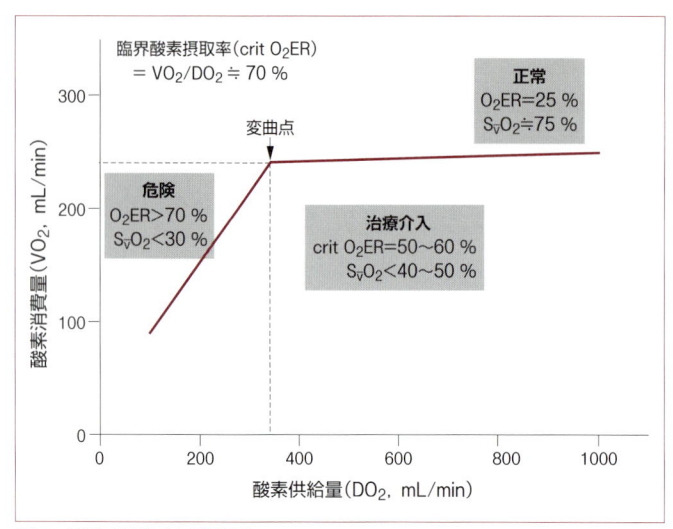

図2 酸素供給量と消費量
(Reprinted with permission of the American Thoracic Society. Copyright©2015 American Thoracic Society. Walley KR. Use of central venous oxygen saturation to guide therapy. Am J Respir Crit Care Med 2011 ; 184 : 514-20 The American Journal of Respiratory and Critical Care Medicine is an official journal of the American Thoracic Society.)

需給のアンバランスは無酸素性代謝を増加させ、血液検査では乳酸値の上昇として反映される。これも広く知られ、古くから用いられる指標の一つである。

◎電気生理モニタリングで灌流圧を推察する

灌流量の目安を理解したところで、続いて灌流圧について考察しよう。従来から「安静時平均血圧の7割以上」、「時間尿量を確保」といった通説が存在するが、確固たるエビデンスがあるわけではない。むしろ近年は、術中の各種モニタリング技術の発達により、灌流圧低下の影響を臓器機能の低下として察知することができるようになった。

具体的に本症例では、生体の電気的活動モニターを利用して、臓器灌流圧の限界点を見いだすことができる。心電図、特にSTの変化、脳波波形の徐波化、低振幅化、MEPにおける筋電図波形の低振幅化、潜時の延長などは、それぞれの臓器がその機能を果たすために必要な酸素供給を得られていない決定的な証拠となる。灌流圧の許容下限は個体差が大きいうえに、手術の状況にも左右され得るため、術中の電気生理モニタリングを積極的に利用し、臓器機能への影響には敏感に気づきたい。

◎フィブリノゲンが最も早く血液凝固状態を反映する

術中、血液中の血小板、凝固因子は、さまざまな理由で減少する。まず、出血により単純に喪失する。続いて、止血のために消費される。さらに、止血凝固系が活性化されたことにより、術創局所にとどまらず凝固因子の消耗が開始する。循環血液量維持のための体液移動や輸液により、血小板、凝固因子の濃度はさらに低下する。

麻酔科医が最も注意しなければいけないのが、凝固反応の最終基質であるフィブリノゲンの低下である。フィブリノゲンは早期に希釈による影響を受け[4]、さまざまな因子のなかで最も早く臨床的凝固障害を発症する閾値を下回る。希釈の観点からも、過量の輸液は避けるべきであり、循環が維持できる範囲で可能な限り制限的な輸液管理を行う。出血点局所の血小板、凝固因子の濃度が維持されていることが十分な止血のために重要である。

◎線溶亢進があったら

最後に、過剰な線溶亢進が発生していないことを確認できれば申し分ない。線溶亢進対策としてはトラネキサム酸が古くから用いられているが、2011年のCRASH-2 trial[5][*1]以降、広い適応で一般化し、手術時にも20〜25 mg/kgの投与が推奨されている。

*1 Clinical Randomisation of an Antifibrinolytic in Significant Haemorrhage 2 trial。症例4(88ページ)参照。

その後の経過2

椎弓根スクリューを留置した時点で出血量は1300 mLとなり，回収式自己血投与を開始した。血圧82/41 mmHg，心拍数102 bpm，検査所見は，Hb値6.8 g/dL，血小板数11.4×10⁴/mm³，PT-INR 1.30，APTT 37.1秒，フィブリノゲン85 mg/dLであった。術野全体で出血しており，手術にはさらに2時間程度は要すると予想された。

■自己血輸血の問題点

術前の予想よりも手術は難航し，低血圧と輸液制限にもかかわらず出血量は1300 mLに達してしまった。動脈血中乳酸値は2.2 mmol/L，ScvO₂も64%となり，酸素需給バランスからみて低血圧や制限輸液による対応はすでに限界である。回収した自己血は約1000 mL相当であったため，Hb値にして3 g/dLの上昇を見込み，回収血投与を開始している。これで，赤血球成分に関しては多少余裕がもてそうだ。

◎血小板と凝固因子はどうするか

一方，当然ながら，回収血は血小板と凝固因子を含有していないため，これらの補充とはならない[6]。手術室内で短時間測定した凝固系検査から明らかになった問題点は，予想どおりフィブリノゲンの低下であった。フィブリノゲンがどの程度必要かについては議論があるものの，古典内科的指標でも100 mg/mL以上，欧州麻酔科学会（ESA）[*2]ガイドライン[7]では150 mg/mL以上を基準として補充治療を推奨している。

◎装置の安全性

術中自己血回収装置は数社から発売されており，いずれも回収血をリザーバーに一定量貯留した後，洗浄，濃縮の工程を経て返血する。洗浄前一時貯留中の血液にはヘパリンを添加し，抗凝固を行う。このため返血血液へのヘパリン混入を懸念する外科医もいるが，近年の装置の洗浄能力は非常に高く，ヘパリンの除去効率はほぼ100%であり[8] 問題とならない。

一方，同様にタンパクの除去効率もほぼ100%であり，凝固因子や血小板は一切含まれない。

◎回収血の大量投与には要注意

回収血返血量が増加してきた場合には，相応の凝固因子，血小板を喪失していることを意識しておきたい。また，リザーバー内の赤血球が極端に少ない場合，返血血液の濃縮が不十分となる場合がある。ヘマトクリット値の低い回収血の大量投与は溶媒である生理食塩液の容量負荷でもあり，凝固因子，血小板の希釈の原因となり得る。いずれにせよ，血中Hb値の検査だけでなく，凝固検査と血小板数測定を適宜施行することが肝要である。

明らかな血管損傷などがない部位，全体的なじわじわとした出血は，凝固障害の典型的なサインである。

その後の経過3

回収血輸血により，酸素需給バランス，血行動態に余裕ができると判断し，輸液を一層制限することでフィブリノゲンの上昇を目論んだ。術者と状況の確認をし，術野止血にはまず局所止血材（表2）を十分に利用していくこととした。

ていねいな止血操作と局所止血材の有効活用により，出血のペースは下がり，手術終了の目途が立つまでに至った。しかし，手術終了までの追加出血量は1000 mL，計算上の予測Hb値は6.5 g/dLと見積もった。

[*2] European Society of Anaesthesiology

■総合的に管理し，見通す

術後は麻酔覚醒に伴う急激な酸素需要増と，血圧の急激な上昇による出血増を回避する目的で，鎮静を継続し，予定どおりICUにて，人工呼吸下に管理を行うこととした。

体温管理には温風式加温装置と輸液加温装置を継続使用し，体温低下やアシドーシスの予防に努めた。34℃未満の低体温，

成分	商品名	原理
線維性コラーゲン	アビテン，インテグランほか	血小板放出，凝集の促進
酸化セルロース	サージセル	ヘモグロビンと塩形成し赤血球を凝集
ゼラチン	ゼルフォームほか	局所への粘着と血液吸収による血餅化
トロンビン	トロンビン	血小板，凝固反応活性化
フィブリノゲン＋トロンビン（一部，XIII因子やアプロチニンを含む）	ボルヒール，タコシールほか	フィブリンを形成
ゼラチン＋トロンビン	フロシール	
微小孔デンプン	アリスタAH	水吸収による血小板，凝固因子の濃度上昇
ポリエチレングリコール	デュラシール	局所タンパクとシールを形成
ウシアルブミン＋グルタルアルデヒド	バイオシール	局所タンパクと共有結合

トロンビンやフィブリノゲンなどの血液由来成分を含有する薬物は血液製剤である。

表2 局所止血材

pH 7.1以下のアシドーシスは重症のトロンビン生成障害をひき起こす。そこまで極端な状態ではなくとも，平常体温より1℃低下するだけで出血量を16％増加させるという報告[9]も存在する。

■ **緊急時のための対策**

残る懸念は，突発的な出血と凝固因子の消耗が加速することである。これ以上の凝固因子減少はコントロール不可能な出血を惹起し，いよいよ対応困難となる。この懸念に備え，輸血のできない本症例では，緊急避難的最終手段ともいえる凝固因子製剤の適応外使用について，コストも含めて整理しておく（2015年4月時点）。

特に本症例のように宗教上の輸血拒否，かつ血漿分画製剤は使用可能，といった場合には，各種凝固因子製剤が大いに役立つ可能性もある。

◎乾燥人フィブリノゲン

日本では，先天性低フィブリノゲン血症の出血に対して適応がある。日本以外では，手術時出血への対応として一般的に用いられており，国内での適応外使用経験の報告[10]も散見される。血中のフィブリノゲンを測定し，目標値を100〜200 mg/dLとして投与する。

凝固障害の主因が低フィブリノゲン血症である場合は多いと考えられ，多くの施設で検査も可能なため，最も実効性と正当性の高い適応外使用の候補薬である[11]。薬価は1 gで25,214円である。

◎乾燥濃縮人血液凝固第XIII因子製剤

日本での適応は，①先天性および後天性血液凝固第XIII因子欠乏による出血傾向，②血液凝固第XIII因子低下に伴う縫合不全および瘻孔，③Schönlein-Henoch紫斑病における腹部，関節症状，となっている。

第XIII因子はフィブリンが架橋を形成して強固で安定したクロットとなるうえで重要な役割を果たしており，第XIII因子の欠乏により凝血塊が脆くなり，再出血も増える可能性がある。ESAガイドライン[7]では，60％以下の活性低下に対し，30国際単位/kgの投与を考慮する。いうまでもなく血小板やフィブリノゲンが十分で，クロット強度の不足だけが問題になるときに使用することとなっている。薬価は1バイアル4 mLで8,173円。1回に1〜5バイアルを投与する。

◎遺伝子組み換え活性型凝固第VII因子製剤（rFVIIa）

適応は，①先天性第VII因子欠乏症，②第VII，第VIII，第IX因子，血小板に抗体を形成し，ほかの治療適応がない出血傾向患者，③

Glantzmann血小板無力症患者，である。トロンビン生成促進作用が強く，あらゆる局面でその有用性を求め試行投与されたが，現時点では，投与対象，投与量，臨床成績，どれに関しても確固たるエビデンスは得られていない。

通常おこない得る治療が終了し，それでもなお遷延する凝固異常に対して，やむを得ず本剤の投与を行ったという適応外使用の事例は国外でも相当数に上る[12]。一方，2009年の172例の心臓手術患者を対象としたランダム化比較試験（RCT）では，再手術や輸血量の減少を認めたものの，脳梗塞を含む有害事象の増加を認めている[13]。推奨投与量は90〜120 μg/kgで，薬価は1〜8 mgのサイズがあり 99,953〜722,697円である。

◎乾燥濃縮人血液凝固第Ⅸ因子/複合体

適応は，第Ⅸ因子欠乏症による出血傾向。症例報告レベルではあるが，輸血拒否患者に対し第Ⅸ因子製剤を使用したレポートも存在する[14]。

◎いずれにせよ事前に調べておくこと

各種凝固因子は，時間をかければ濃度や活性測定が可能だが，実際には手術室で進行中の出血治療に役立つスピードで結果報告を得られない。凝固因子の適応外使用については，情報のない現場で決断しなければならないため，その種類や，院内の在庫状況についても事前に把握しておけば，有事の際の一助になるものと思われる。

■術後管理

創部ドレーンに術後回収式自己血輸血装置（図3）を接続し，ドレナージされた出血を回収する。術後は血圧と酸素需要を安定させるため，$ScvO_2$の連続モニタリングを継続しながら翌朝まで鎮静管理した。

翌日になり，創出血もほぼ消失，回収血を返血した。Hb値は7.7 g/dL，フィブリ

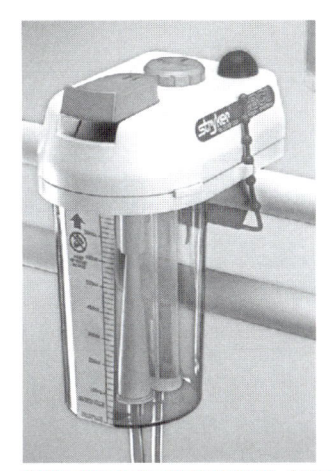

図3 術後回収式自己血輸血装置（CBCⅡ，日本ストライカー社，日本）
回収血をフィルターで濾過し返血する。

ノゲンも112 mg/dLまで回復したが，覚醒のために鎮静を浅く設定したところ，160 bpmの頻脈と$ScvO_2$の低下（40%）を認めたため，いちど再鎮静のうえ，デクスメデトミジンを併用し急激な酸素需要が発生しないようにコントロールした。

再度の覚醒時には穏やかであり，抜管後も鎮痛を兼ねて軽度の鎮静を継続した。

（山田 高成）

文献

1. 宗教的輸血拒否に関する合同委員会．宗教的輸血拒否に関するガイドライン．2008.〈http://www.anesth.or.jp/guide/pdf/guideline.pdf〉
2. Haemoglobin concentrations for the diagnosis of anaemia and assessment of severity. Vitamin and Mineral Nutrition Information System. Geneva, World Health Organization, 2011 (WHO/NMH/NHD/MNM/11.1〈http://www.who.int/vmnis/indicators/haemoglobin.pdf〉
3. Walley KR. Use of central venous oxygen saturation to guide therapy. Am J Respir Crit Care Med 2011 ; 184 : 514-20.
4. Hiippala ST, Myllylä GJ, Vahtera EM. Hemostatic factors and replacement of major blood loss with plasma-poor red cell concentrates. Anesth Analg. 1995 ; 81 : 360-5.
5. Roberts I, Shakur H, Afolabi A, et al. CRASH-2 collaborators. The importance of early treatment with tranexamic acid in bleeding trauma patients: an exploratory analysis of the CRASH-2 randomised controlled trial. Lancet 2011 ; 377 : 1096-101, 1101. e1-2.
6. Ashworth A, Klein AA. Cell salvage as part of a

blood conservation strategy in anaesthesia. Br J Anaesth 2010 ; 105 : 401–16.
7. Kozek-Langenecker SA, Afshari A, Albaladejo P, et al. Management of severe perioperative bleeding: guidelines from the European Society of Anaesthesiology. Eur J Anaesthesiol 2013 ; 30 : 270–382.
8. Overdevest EP, Lanen PW, Feron JC, et al. Clinical evaluation of the Sorin Xtra（R）Autotransfusion System. Perfusion 2012 ; 27 : 278–83.
9. Rajagopalan S, Mascha E, Na J, et al. The effects of mild perioperative hypothermia on blood loss and transfusion requirement. Anesthesiology 2008 ; 108 : 71–7.
10. 内田慎也，徳江　彩，廣木忠直ほか．止血困難が予想された補助人工心臓装着患者の胸腹部大動脈瘤人工血管置換術でのフィブリノゲン製剤の有用性．麻酔 2014 ; 63 : 423–7.
11. Ferraris VA, Brown JR, Despotis GJ, et al. Society of Thoracic Surgeons Blood Conservation Guideline Task Force. 2011 update to the Society of Thoracic Surgeons and the Society of Cardiovascular Anesthesiologists blood conservation clinical practice guidelines. Ann Thorac Surg 2011 ; 91 : 944–82.
12. Karkouti K, Beattie WS, Arellano R, et al. Comprehensive Canadian review of the off-label use of recombinant activated factor VII in cardiac surgery. Circulation 2008 ; 118 : 331–8.
13. Gill R, Herbertson M, Vuylsteke A, et al. Safety and efficacy of recombinant activated factor VII: a randomized placebo-controlled trial in the setting of bleeding after cardiac surgery. Circulation 2009 ; 120 : 21–7.
14. Bolliger D, Sreeram G, Duncan A, et al. Prophylactic use of factor IX concentrate in a Jehovah's Witness patient. Ann Thorac Surg 2009 ; 88 : 1666–8.

症例 7

産褥出血

戦略的対応で産科 DIC から妊婦を救え！

産褥出血は，現在の日本でも妊産婦死亡の主要な原因の一つであるが，産褥出血の多くは適切な対応により救命可能である。産褥出血による死亡から妊婦を救う鍵は，適切な循環管理と凝固管理である。循環管理は多くの麻酔科医の得意とするところであるが，凝固管理に関しては苦手意識をもつ麻酔科医も少なくないであろう。本章では，産科 DIC（播種性血管内凝固 disseminated intravascular coagulation）から妊婦を救うための戦略的な対応を解説する。

初期経過

36 歳の初産婦，身長 157 cm，体重 64 kg，血液型 B 型 Rh(+)，妊娠 39 週 4 日，自然陣発後に入院し，分娩は順調に進行していた。分娩開始から 6 時間が経過して，子宮口開大 6 cm となったあたりから遅発性一過性徐脈を認めるようになり，その 1 時間後に 10 分以上継続する胎児徐脈を認めたため，NICE[*1] 分類でカテゴリー 1 と診断され，超緊急帝王切開が申し込まれた。

申し込み直後，患者は手術室に入室したが，その時点でも児心音は回復していなかったので全身麻酔を選択することとした。母体の血圧は 92/50 mmHg，心拍数 108 bpm であった。プロポフォール 50 mg とロクロニウム 50 mg で迅速導入し，即座に手術を開始した。手術開始から 2 分後に児を娩出したが，児娩出に先行する胎盤剝離と子宮内の暗赤色の凝血塊を認めた。

[*1] National Institute of Clinical Excellence（国立医療技術評価機構）

■本当に超緊急帝王切開が必要か

◎ NICE 分類

多くの麻酔科医にとって緊急帝王切開の緊急度を正しく理解することは難しい。英国の NICE が提唱する分類は，帝王切開の緊急度を客観的に判断するのに適した分類である[1]。NICE 分類では，帝王切開の緊急度は 4 段階（カテゴリー 1～4）に分類され，カテゴリー 1 は「母体あるいは胎児に生命

カテゴリー	原文	和訳
1	immediate threat to the life of the woman or fetus	母体あるいは胎児に生命の危険が差し迫っている状況
2	maternal or fetal compromise which is not immediately lifethreatening	母体あるいは胎児に生命の危険が差し迫っているわけではないが，危機的な状況
3	no maternal or fetal compromise but needs early delivery	母体あるいは胎児が危機的な状況ではないが，早期の分娩が望まれる状況
4	delivery timed to suit woman or staff	母体あるいはスタッフの都合に合わせて分娩すればよい状況

表1　NICE による帝王切開の緊急度の分類
〔Soltanifar S, Russell R. The National Institute for Health and Clinical Excellence (NICE) guidelines for caesarean section, 2011 update: implications for the anaesthetist. Int J Obstet Anesth 2012 ; 21 : 264-72 より作成〕

の危険が差し迫っている状況」と定義されている（表1）。

◎情報提供のタイミング

実際にカテゴリー1の状況で緊急帝王切開が必要となることは非常にまれであるが，無痛分娩の普及している米国のように，分娩病棟に産科麻酔専門の麻酔科医が配置されていれば，本症例でも遅発性一過性徐脈が認められた時点で，情報を共有して緊急帝王切開の準備を開始できたはずである。

しかし，日本の現状ではそのような施設はまれで，多くの場合，継続する胎児徐脈により超緊急帝王切開が決定された時点で，初めて麻酔科医や手術室従事者がその存在を認識することとなる。

本症例は手術が決定された時点の緊急度はカテゴリー1であろうが，遅発性一過性徐脈が出現した時点で，麻酔科に「緊急帝王切開が必要になるかもしれない患者がいる」という情報提供が行われており，その時点から準備を始めていれば，もっと余裕をもって対応することが可能であっただろう。

麻酔法の決定に凝固機能検査の結果は必要か

◎カテゴリー1では

NICE 分類のカテゴリー1で手術室に駆け込んだとしても，手術室に入室した時点で，胎児徐脈が改善していることも少なくない。このような場合には，脊髄くも膜下麻酔を選択することも可能なはずである。

特に母体がフルストマックの場合には，安易に全身麻酔を選択し，患者にリスクを背負わせることは避けたい。しかし，本症例では申し込み時点で胎児徐脈が10分以上継続しており，手術室入室時点でも児心音が回復していないことから，児に生命の危機が迫っている状態であり，カテゴリー1と判断される。

したがって，たとえ母体がフルストマックであったとしても，児の救命のためには迅速導入による全身麻酔を選択せざるを得ないであろう。もちろん，血液型や凝固機能検査などの結果を待つ余裕も必要もない。

◎カテゴリー2では

それでは，カテゴリー2であった場合はどうだろうか？

血液型に関しては，その結果が麻酔法の選択に影響を与えることはないし，交差適合試験用の採血さえしておけば，結果が出るまでは異型適合血輸血も可能であるので検査結果を待つ必要はない。

ただし，凝固機能検査に関しては，neuraxial block を選択する場合はその結果を確認すべきであるとの意見も根強い。

しかし，凝固機能検査の結果が出るまでに時間を要する場合には，結果を待つあいだにさらに胎児の状況が悪化したり，凝固異常自体がさらに進行したりする危険を伴う。そのため，臨床的に凝固異常を疑う所見がなければスクリーニングの目的で凝固機能検査に時間を浪費する必要はない。また，臨床的に凝固異常を疑う場合には，採血時から穿刺時までに凝固異常が進展している可能性があるので，採血結果に異常がなくても穿刺時の安全性は保証されない。

したがって，凝固機能検査を必要とするかどうか，その結果を待つかどうか，結果をどのように解釈して麻酔法の選択に反映するかは，個々の症例の緊急度や臨床所見から判断すべきである。

その後の経過 1

児娩出直後の母体の血圧は 74/38 mmHg，心拍数 122 bpm であった。胎盤娩出後にオキシトシン（アトニン®）5 単位を急速投与したが子宮収縮は十分でなく，さらに 5 単位を追加投与しても十分な収縮が得られなかったために，メチルエルゴメトリン 0.2 mg を静脈内投与した。それでも収縮は十分でなく，胎盤剥離面および子宮切開創からさらさらの出血を認めた。

■ 何が起こっているのか
◎ ショックインデックス（SI）

超緊急帝王切開が申し込まれてから 15 分以内に全身麻酔を導入し，児を娩出したが，ここに至るまで何が起こったのであろうか？

胎児徐脈が 10 分以上継続して回復しないこと，児娩出に先行する胎盤剥離所見を認めたこと，子宮内に暗赤色の凝血塊があったことなどからは，重度の常位胎盤早期剥離が強く疑われる。また，全身麻酔導入時のバイタルサインは血圧が 92/50 mmHg，心拍数が 108 bpm で，ショックインデックス shock index（SI）は 1.2 であったのが，麻酔を導入して児娩出後には血圧が 74/38 mmHg，心拍数が 122 bpm となって SI は 1.5 を超えている。

痛みによる心拍数増加や麻酔導入薬による血圧低下が SI を実際以上に悪くしている可能性は否定できないが，産科危機的出血の状態にあることは間違いない。まずは産科危機的出血の対応ガイドライン（図 1）に沿って対応を開始しよう。

■ 出血の原因は何か

産科危機的出血の妊婦を救うためには，治療と鑑別診断を同時に進行させることが重要である。最近，産褥出血の原因を四つの T（tone, tissue, trauma, thrombin）に分類して適切な治療を行ことが提唱されている[2]。

◎ どんなときに産科 DIC を疑うか

tone は子宮収縮を表すが，産褥出血の 70 % は子宮弛緩が原因であり，適切な収縮薬の使用により良好な子宮収縮を達成することは，産科危機的出血を防ぐ第一歩である。tissue は，異常組織（胎盤や筋腫，血腫）を表しており，これらが子宮に存在すると子宮収縮が妨げられるので注意が必要である。trauma は外傷を表し，胎盤剥離面だけでなく，経腟分娩の場合は会陰裂傷，帝王切開の場合は子宮切開創なども出血の原因となり得る。thrombin は凝固障害を表しており，術野で凝血塊が認められない場合は産科 DIC を疑うべきである。

本症例では術野でさらさらの出血が認められるので，凝固障害（産科 DIC）が出血の主な原因と判断して迅速に対応すべきである。日本産科婦人科学会の定める産科 DIC スコアの判定でも，産科 DIC が疑われた場合には検査結果を待たずに治療を開始すべきとされている（表 2）。

本症例のスコアは，基礎疾患の DIC 型

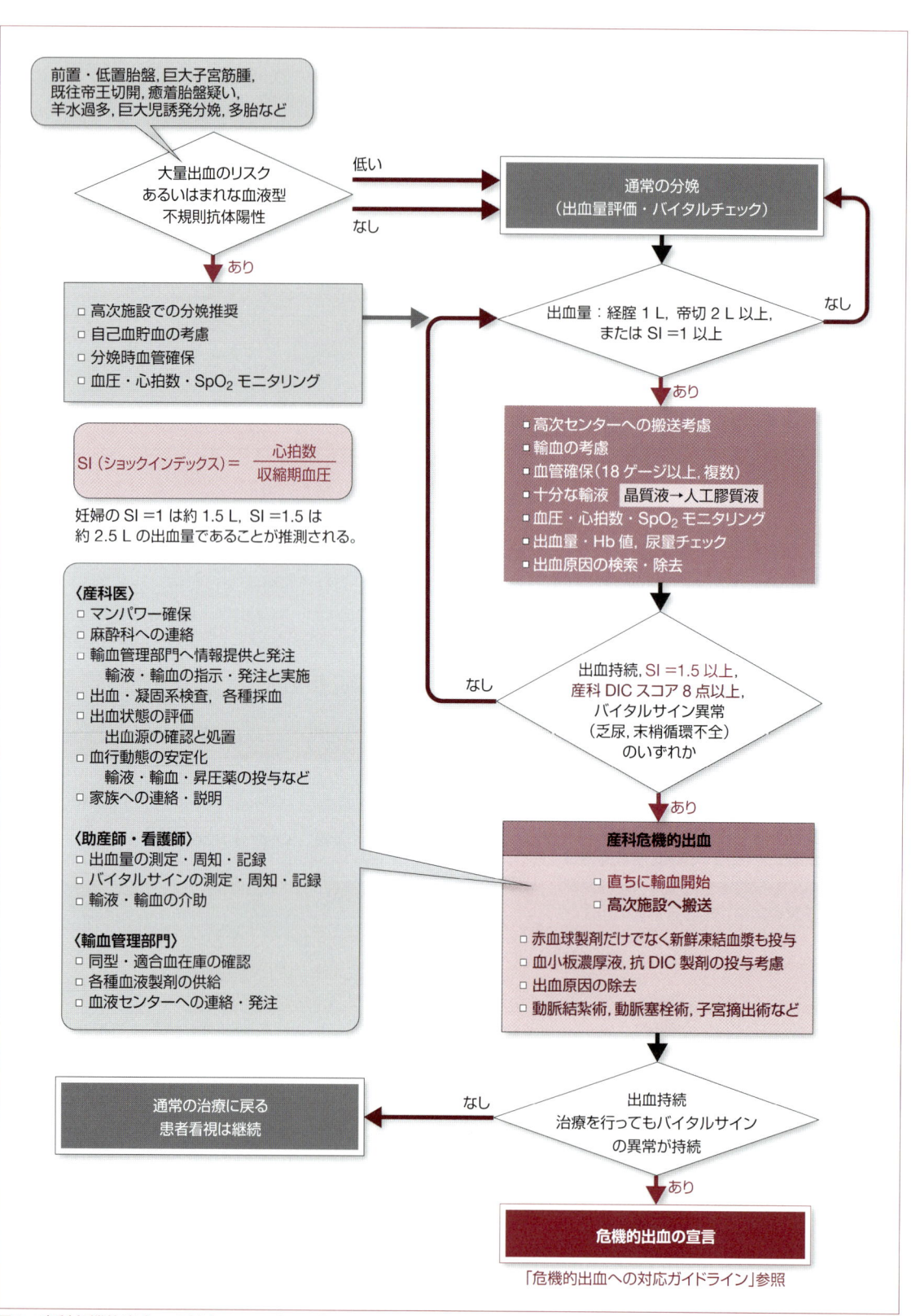

図1　産科危機的出血への対応フローチャート
〔産科危機的出血への対応ガイドライン（2010年4月制定）。日本産科婦人科学会／日本産婦人科医会／日本周産期・新生児医学会／日本麻酔科学会／日本輸血・細胞治療学会（五十音順）より〕

Ⅰ 基礎疾患	点数	Ⅱ 臨床症状	点数	Ⅲ 検査項目	点数
a. 常位胎盤早期剝離		a. 急性腎不全		・血清FDP≧10 µg/mL	1
・子宮硬直，児死亡	5	・無尿（≦5 mL/hr）	4	・血小板数≦10×10⁴/mm³	1
・子宮硬直，児生存	4	・乏尿（5＜〜≦20 mL/hr）	3	・フィブリノゲン≦150 mg/dL	1
・超音波断層所見および胎児心拍数陣痛図（CTG）所見による早剝の診断	4	b. 急性呼吸不全（羊水塞栓症を除く）		・プロトロンビン時間（PT）≧15 sec（≦50％）またはヘパプラスチンテスト≦50％	1
b. 羊水塞栓症		・人工換気または時々の補助呼吸	4	・赤沈≦4 mm/15 min または≦15 mm/hr	1
・急性肺性心	4	・酸素放流のみ	1	・出血時間≧5 min	1
・人工換気	3	c. 心，肝，脳，消化管などに重篤な障害があるときは，それぞれ4点を加える		・その他の凝固・線溶・キニン系因子（例：AT-Ⅲ≦18 mg/dL または≦60％，プレカリクレイン，α₂-PI，プラスミノゲン，その他の凝固因子≦50％）	1
・補助呼吸	2	・心（ラ音または泡沫性の喀痰など）	4		
・酸素放流のみ	1	・肝（可視黄疸など）	4		
c. DIC型後産期出血		・脳（意識障害および痙攣など）	4		
・子宮から出血した血液または採血血液が低凝固性の場合	4	・消化管（壊死性腸炎など）	4		
・2000 mL以上の出血（出血開始から24時間以内）	3	d. 出血傾向			
・1000 mL以上2000 mL未満の出血（出血開始から24時間以内）	1	・肉眼的血尿およびメレナ，紫斑，皮膚粘膜，歯肉，注射部位などからの出血	4		
d. 子癇		e. ショック症状			
・子癇発作	4	・脈拍≧100 bpm	1		
e. その他の基礎疾患	1	・血圧≦90 mmHg（収縮期）または40％以上の低下	1		
		・冷汗	1		
		・蒼白	1		

産科DICの判定
7点以下：その時点ではDICといえない。
8〜12点：DICに進展する可能性が高い。
13点以上：DICとしてよい。
(注：DICと確診するためには，Ⅰ〜Ⅲのスコアの合計点が13点以上で，かつ「Ⅲ 血検査項目」のスコアが2点以上含まれる必要がある。実際にはスコアの合計が8点以上となったらDICとして治療を開始する。)

表2 産科DICスコア
(真木正博，寺尾俊彦，池ノ上 克．産科DICスコア．産婦治療 1985；50：119より)

後産期出血（低凝固で4点），臨床症状の出血傾向（さらさらの出血で4点）から最低でも8点で，産科DICを疑い治療を開始する。

■ どのように対応するか

◎ルートの確保

たとえ凝固障害が出血の主な原因であったとしても，循環動態を安定させることが先決である。SIが1.5を超えているので，これまでの出血量は2.5 L以上と推測される。したがって，十分な輸液負荷が行えるように，複数の太い静脈路を確保する。太い静脈ルートの次に大事なのは，観血的動脈圧測定のための動脈ルートの確保である。動脈ルートは正確な血圧を知るためだけでなく，血算や凝固機能検査のために頻回の採血をすることからも必要なので，重篤なショックに陥る前に確保しておくべきである。

この時点で中心静脈を確保しようとすると時間を浪費して初動の対応に支障が生じるので優先順位は低い。

◎輸液と輸血の開始

太い静脈路が確保されたら膠質液の急速輸

液を開始する。産科危機的出血で凝固障害（産科 DIC）が疑われる場合には，最初から新鮮凍結血漿 fresh frozen plasma（FFP）を投与することは，輸液負荷と凝固因子補充を同時に達成できるので非常に合理的である。血液型が確認できている場合には同型の，できていない場合には AB 型の FFP 10 単位をオーダーする。

FFP の難点は溶解するのに時間がかかることである。そのため，FFP が準備できるまでのあいだは膠質液を投与することになる。膠質液には血小板機能抑制作用や腎障害などの副作用があり，投与量の上限が定められているが，循環動態が不安定な場合には，まずは循環動態を安定させることが優先であるので上限に縛られる必要はない。産科 DIC の妊婦に対する膠質液の大量投与に伴う，より現実的な問題は希釈性凝固障害である。特に本症例のように産科 DIC が先行してショックに陥っている場合には注意が必要である。

FFP をオーダーする際にはもちろん赤血球液 red blood cells（RBC）もオーダーするので，多くの場合，FFP よりも先に RBC が届くであろう。もちろん危機的出血であるので赤血球を補充することは重要であるが，母体の酸素運搬能に関する予備力は非常に大きく，たとえ 2.5 L 以上の出血があったとしても，重要臓器への酸素運搬能は比較的保たれているはずである。

それよりも凝固機能の予備力のほうが少ないので，FFP が届いたなら即座に RBC から FFP に切り替える。麻酔科医は RBC の大量投与によっても希釈性凝固障害が起こり得ることを認識しておくべきである。また，放射線照射血液の場合には高カリウム血症にも注意が必要である。カリウム吸着フィルターがあれば最初から利用すべきである（コラム）。

その後の経過 2

FFP 10 単位と RBC 10 単位を輸血した時点で血圧が 90/46 mmHg，心拍数が 102 bpm となり，SI は 1.1 まで改善した。血液ガス分析でのヘモグロビン（Hb）値は 7.2 g/dL，ヘマトクリット（Hct）は 22.6 ％であった。手術室内の凝固機能検査装置で測定したところ，フィブリノゲンは 84 mg/dL であった。

凝固機能をどのように評価するか

産科 DIC は急激に進行するので，採血から検査結果が出るまでのあいだに事態はさらに悪化していることが多い。したがって，産科 DIC に対しては検査結果を待たずに治療を開始することが求められている。しかし，手術室内で即座に凝固機能を評価できる point-of-care 装置があれば，原因の鑑別や治療効果の判定に役立つであろう。

◎フィブリノゲン

産科 DIC の原因が何であっても，フィブリン網形成のための原材料であるフィブリノゲンが存在しないかぎり止血は達成できない。そのため産科 DIC の治療で最も重要な検査はフィブリノゲンである。最近，開発された凝固機能検査装置（**図 2**）は，手術室内で即座にフィブリノゲンの測定を行うことが可能である。操作も容易で価格も比較的安価なので，産褥出血を扱うことの多い施設では備えておくと非常に有用で

コラム

massive transfusion protocol

戦場医学の分野で，外傷による大量出血に対しては輸血する RBC と FFP の割合を 1：1 にすることで救命率が改善することが報告され[3]，FFP 輸血の重要性が認識されつつある[4]。産褥出血に対しては，さらに大量の FFP が必要であることは想像に難くない[5]。産科病棟では，産褥出血に対して簡単なコードで常に十分な量の血液製剤〔例：RBC 10 単位，FFP 10 単位，血小板濃厚液（PC）20 単位〕が届くようなシステム（massive transfusion protocol）を整備することが推奨されている[6]。

ある。

◎PT, APTT

通常の凝固機能検査〔プロトロンビン時間（PT）や活性化部分トロンボプラスチン時間（APTT）〕は，特定の凝固因子欠乏症などの鑑別診断や，ヘパリンやワルファリンの治療効果の判定には有効であるが，産科DICではフィブリノゲンが50 mg/dL程度まで低下しても正常範囲内にとどまることが少なくないので有用性は低い。

◎血液弾性粘稠度検査

トロンボエラストグラフや，トロンボエラストメトリーなどの血液弾性粘稠度検査は，止血能だけでなく線溶も含めた凝固機能を手術室内で即座に測定できるので，産科DICの戦略的治療に有効である。特に線溶亢進状態を鑑別したり，抗線溶療法の効果を判定したりするのに有用であると期待される。しかし，普段から慣れていないと操作が煩雑で，結果の解釈も困難である。

■フィブリノゲンをどのように補充するか

◎フィブリノゲンの目標値

フィブリノゲンの正常値は150〜400 mg/dLで，150 mg/dLを下回ると止血不良が始まり，100 mg/dLを下回ると高度な止血困難状態となる。妊娠中は上昇しているが，産科DICでは50 mg/dL以下になることが少なくない。産科大量出血時のフィブリノゲンの目標として，以前は100〜150 mg/dLが推奨されていたが，最近は200 mg/dLが推奨されることが多い[7,8]。

◎FFP

本症例では，早い段階からFFP 10単位を投与したにもかかわらず，フィブリノゲンは84 mg/dLと低値であり，さらなる補充が必要である。

産科危機的出血の対応ガイドラインには，

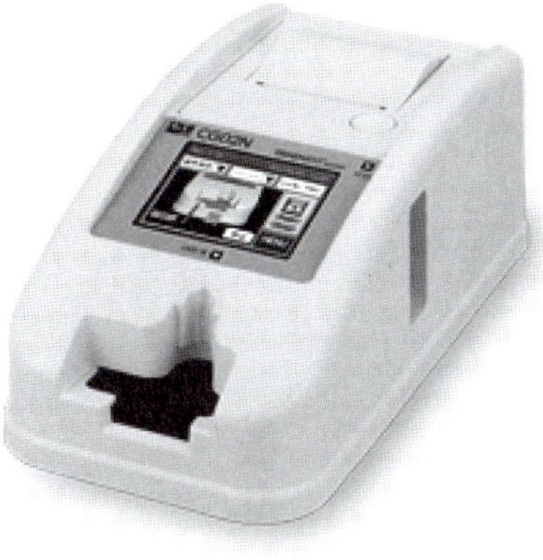

図2 凝固機能測定装置（CG02N，A&T社，日本）
〈http://www.aandt.co.jp/jpn/product/cg.htm〉より

5単位のFFPの輸血でフィブリノゲンは30 mg/dL程度上昇すると記載されているので，本症例でフィブリノゲンの目標値を200 mg/dLとした場合，さらに20単位のFFP輸血が必要となる。現時点では，SIがいまだに1を超えているので，FFPの容量負荷が問題になることはないが，循環血液量が不足していない場合には，過剰な容量負荷は肺水腫の原因ともなり得るので注意が必要である。

フィブリノゲン以外の凝固因子に関しては，ある程度の低濃度でも凝固障害の直接的な原因となることは少ないので，直接の補充が必要となることはまれである。またFFPにはフィブリノゲン以外の凝固因子も含まれているので，FFP投与による補充も期待される。膠質液や晶質液の過剰投与を避け，早い時期から十分な量のFFPを投与することが重要である。

◎乾燥人フィブリノゲン製剤，クリオプレシピテート

FFP投与による容量負荷を避けたい場合やFFP製剤が入手困難な場合は，乾燥人フィブリノゲン製剤やクリオプレシピテートの使用も考慮する。

乾燥人フィブリノゲン製剤の適応は先天性フィブリノゲン欠乏症であり，産科DICに対する保険適用は認められていないが，

効率的にフィブリノゲンを補充することが可能である。患者の循環血液量を 3000 mL とした場合，3 g のフィブリノゲン製剤の投与により，理論上はフィブリノゲンは 100 mg/dL 上昇することになる。ただし，乾燥人フィブリノゲンには他の凝固因子は含まれていないことに留意が必要である。

クリオプレシピテートは FFP を溶解して凝固因子だけを抽出し冷凍保存した製剤で，効率的にフィブリノゲンおよびその他の凝固因子を補充することが可能である。溶解にも時間がかからず，容量負荷にもならないので，産科 DIC の治療には非常に有用であるので，周産期の拠点病院では輸血部の協力を得て準備しておくことが望ましい。

◎ rFⅦa

最近，重症の産褥出血に対して，遺伝子組み換え活性型凝固第Ⅶ因子製剤（rFⅦa，ノボセブン®）の有用性が報告[9〜12]されている。しかし，副作用として血栓塞栓症が起こり得るので，適応は産科 DIC により生命の危機に瀕している場合に限って慎重に検討すべきである。また，産科 DIC に対する保険適用は認められておらず，薬価も高額であることにも留意する。rFⅦa が十分な効果を発揮するためには，十分なフィブリノゲンが必要であることに留意すべきである。

■ 産科 DIC の有効な治療法

DIC の病態の解明とともに産科 DIC の治療戦略も変わりつつある。一般的に DIC の病態は線溶抑制型（凝固優位型），線溶均衡型，線溶亢進型（線溶優位型）の三つに分類される（128 ページ図 1 参照）が，産科 DIC は線溶亢進型であるとされている。したがって，産科 DIC に対しては，抗線溶薬であるトラネキサム酸の有用性が期待されている。

◎ 抗線溶薬

これまでにトラネキサム酸の予防投与により，帝王切開術後や経腟分娩後の出血量が減少するとの報告[13, 14]があり，重症の産褥出血に対する有用性も報告[15]されている。現在，産褥出血に対するトラネキサム酸の効果が大規模試験[16]により研究されているが，その結果が出る前であっても，線溶亢進が疑われる場合には 4 g のトラネキサム酸を投与すること[15]は許容されるであろう。

◎ 抗凝固薬

一方，産科 DIC に対して抗凝固薬であるヘパリンやアンチトロンビンの効果は懐疑的である。これらの抗凝固薬は敗血症に伴う DIC など，凝固亢進状態にある場合には有効であるが，産科 DIC のように線溶亢進状態にあり消費性凝固障害になっている場合には無効である。したがって，日本産科婦人科学会の診療ガイドラインでも産科 DIC に対するヘパリンの使用は推奨されていない。アンチトロンビンⅢ製剤に関しては，1500〜3000 単位の静脈内投与が推奨されているので，アンチトロンビン活性が低下している場合には必要かもしれない。

◎ その他

メシル酸ナファモスタット（フサン®）やメシル酸ガベキサート（FOY®）は，抗凝固作用と抗線溶作用を合わせもつので点滴静注が推奨されているが，速効性に乏しく効果も十分に立証されていないため，優先順位は低い。抗ショック作用をもつウリナスタチン（ミラクリッド®）も優先順位は低い。

その後の経過3

産科医が子宮の切開創の縫合を終えたが，縫合のための針穴からさらさらの出血が続いている．子宮収縮薬の投与にもかかわらず，子宮収縮も十分でない．ドレープをめくってベッド上のシーツを確認したところ，おおむね1000 mL程度の出血が確認できた．産科医からは，このまま腟上部切断による子宮摘出術に移行したいと申し入れがあった．

■子宮摘出は必要か

このような危機的な状況に陥ったとき，多くの産科医は子宮摘出術により事態を打開しようと考える．特にDIC先行型羊水塞栓の原因は子宮内に迷入した羊水成分であり，これを取り除かないかぎりDICは治療できないとの意見もある．しかし，このような状況で子宮摘出術に臨むのは大きなリスクを負うことになる．

◎ダメージコントロール

麻酔科医の立場からは，ダメージコントロールの発想で状況を指揮すべきである．ダメージコントロールは，術死などの最悪の事態を避けるため，救命を最優先とした治療戦略である[*2]．まずは双手子宮圧迫法・子宮内ガーゼ充填法・子宮腔内バルーン留置術などで，子宮からの出血をコントロールしつつ，輸液負荷と凝固因子の補充により，循環動態の安定と凝固機能の改善を目指す．

◎IVRは可能か

もしinterventional radiology（IVR）による選択的動脈塞栓術が実施可能な施設であれば，腹腔内ガーゼパッキングにより閉腹してIVRで止血を完成させてから二期的に子宮摘出術を行うのが，最もリスクの少ない戦略である．IVRが実施できない施設では，一期的に子宮摘出術に踏み切らざるを得ない状況もあり得るが，その場合でも，可能な限り循環動態と凝固機能を改善させてから手術を開始すべきである．

本症例では循環動態も比較的落ち着いており，凝固機能も改善しつつあるので，子宮摘出術に移行することも不可能ではないが，安全を期して放射線科にIVRが可能かどうかを確認する．

その後の経過4

放射線科に確認したところ，IVRによる塞栓術の対応が可能だったため，産科医は子宮内にBakriバルーンを挿入して閉腹し，手術を終了した．手術終了時のフィブリノゲンは125 mg/dL，血算でHb値は7.0 g/dL，Hctは20.2 %，血小板数 $3.8 \times 10^4/mm^3$ であった．血圧は81/43 mmHg，心拍数は115 bpmで，SIは1.3であった．

■IVRの麻酔管理

手術終了前に乾燥人フィブリノゲン3 gが準備できたので投与し，輸血ルートからはRBC 4単位とPC 10単位を投与した．IVRの麻酔管理自体は，シースを挿入する部位の局所麻酔と軽い鎮静で行うことも可能であるが，本症例では引き続き綿密な凝固管理と循環管理が必要となる．そのため手術終了後，スガマデクスを投与して自発呼吸を再開させたが，気管チューブは抜管せずJackson Rees回路を用いて補助呼吸とした．経皮的動脈血酸素飽和度，観血的血圧をモニタリングしながらカテーテル室に移動した．

IVR開始から30分後に右子宮動脈，40分後に左子宮動脈の出血部位の選択的塞栓が成功して，血圧上昇を認めた．その他の出血部位がないことを確認し，循環動態も落ち着いていることを確認して，気管チューブを抜管した．分娩開始からIVR終了までのあいだの総出血量は4500 mLであった．輸血量はRBC 14単位，FFP 20単位，PC 10単位，輸液量は膠質液3000 mL，晶質液1000 mLであった．

*2 症例2（61ページ）参照．

子宮摘出術を敢行する場合の対応

もしIVRが選択できない状況で子宮摘出術を敢行せざるを得ない場合には，循環動態を安定させるために，腹部大動脈内のballoon occlusionを考慮する。これができない場合には，術野から直接，大動脈を圧迫あるいはクランプする方法も有効である。また回収式自己血輸血も考慮する。羊水成分の混入が懸念されているが，救命のための回収式自己血輸血の適応は許容される。ただし，回収血には凝固成分が含まれないために希釈性凝固障害に注意し，十分なフィブリノゲンの補充を心がける。

● ● ●

産科DICから母体を救命するために麻酔科医が果たすべき役割は大きい。循環動態の安定だけでなく，凝固機能の改善をはかり，ダメージコントロールの発想で状況を的確に指揮することが求められる。修羅場で実力を発揮するためには，普段からの環境整備とシミュレーションなどを用いた教育が重要である。

（森　庸介・角倉 弘行）

文献

1. Soltanifar S, Russell R. The National Institute for Health and Clinical Excellence (NICE) guidelines for caesarean section, 2011 update: implications for the anaesthetist. Int J Obstet Anesth 2012 ; 21 : 264–72.
2. Anderson JM, Etches D. Prevention and management of postpartum hemorrhage. Am Fam Physician 2007 ; 75 : 875–82.
3. Borgman MA, Spinella PC, Perkins JG, et al. The ratio of blood products transfused affects mortality in patients receiving massive transfusions at a combat support hospital. J Trauma 2007 ; 63 : 805–13.
4. Hayter MA, Pavenski K, Baker J. Massive transfusion in the trauma patient: Continuing Professional Development. Can J Anaesth 2012 ; 59 : 1130–45.
5. Matsunaga S, Seki H, Ono Y, et al. A retrospective analysis of transfusion management for obstetric hemorrhage in a Japanese obstetric center. ISRN Obstet Gynecol 2012 ; 2012 : 854064.
6. Kacmar RM, Mhyre JM, Scavone BM, et al. The use of postpartum hemorrhage protocols in United States academic obstetric anesthesia units. Anesth Analg 2014 ; 119 : 906–10.
7. Allard S, Green L, Hunt BJ. How we manage the haematological aspects of major obstetric haemorrhage. Br J Haematol 2014 ; 164 : 177–88.
8. Butwick AJ. Postpartum hemorrhage and low fibrinogen levels: the past, present and future.　Int J Obstet Anesth 2013 ; 22 : 87–91.
9. Alfirevic Z, Elbourne D, Pavord S, et al. Use of recombinant activated factor VII in primary postpartum hemorrhage: the Northern European registry 2000–2004. Obstet Gynecol 2007 ; 110 : 1270–8.
10. Zatta A, Mcquilten Z, Kandane-Rathnayake R, et al. The Australian and New Zealand Haemostasis Registry: ten years of data on off-licence use of recombinant activated factor VII. Blood Transfus 2015 ; 13 : 86–99.
11. Barillari G, Frigo MG, Casarotto M, et al. Use of recombinant activated factor VII in severe postpartum haemorrhage: data from the Italian Registry: a multicentric observational retrospective study. Thromb Res 2009 ; 124 : e41–7.
12. Kobayashi T, Nakabayashi M, Yoshioka A, et al. Recombinant activated factor VII (rFVIIa/NovoSeven®) in the management of severe postpartum haemorrhage: initial report of a multicentre case series in Japan. Int J Hematol 2012 ; 95 : 57–63.
13. Abdel-Aleem H, Alhusaini TK, Abdel-Aleem MA, et al. Effectiveness of tranexamic acid on blood loss in patients undergoing elective cesarean section: randomized clinical trial. J Matern Fetal Neonatal Med 2013 ; 26 : 1705–9.
14. Gungorduk K, Asıcıoğlu O, Yıldırım G, et al. Can intravenous injection of tranexamic acid be used in routine practice with active management of the third stage of labor in vaginal delivery? A randomized controlled study. Am J Perinatol 2013 ; 30 : 407–13.
15. Ducloy-Bouthors AS, Jude B, Duhamel A, et al. High-dose tranexamic acid reduces blood loss in postpartum haemorrhage. Crit Care 2011 ; 15 : R117.
16. Shakur H, Elbourne D, Gülmezoglu M, et al. The WOMAN Trial (World Maternal Antifibrinolytic Trial): tranexamic acid for the treatment of postpartum haemorrhage: an international randomised, double blind placebo controlled trial. Trials 2010 ; 11 : 40.

症例 8

感染由来の播種性血管内凝固症候群

敗血症性 DIC は immunothrombosis が制御不能になった状態

敗血症治療では，感染症治療に加えて初期蘇生が重要であることは論をまたない。つまり SSCG[*1] などを参考にした適切な循環管理が救命の鍵となる。また，敗血症に合併する播種性血管内凝固症候群 disseminated intravascular coagulation (DIC) は，多臓器不全を発症し予後不良につながるため，現在得られている知見に基づいて適切に治療しなければならない。

初期経過

62歳の男性。身長169 cm，体重56 kg。アルコール多飲歴があり，発熱と意識レベルの低下で救急搬送となった。来院時の所見はジャパンコーマスケール Japan Coma Scale (JCS)-3，心拍数 134 bpm，血圧 74/42 mmHg，体温 38.7 ℃，呼吸数 30 回/min，末梢動脈血酸素飽和度（SpO_2）90 %（O_2 フェイスマスク 10 L/min）であり，四肢末梢にチアノーゼを認めた。血液検査は，白血球数 3200/μL，ヘモグロビン値（Hb）11.0 g/dL，血小板数 $3.9×10^4/mm^3$，プロトロンビン時間国際標準化比（PT-INR）1.48，活性化部分トロンボプラスチン時間（APTT）57.1 秒，フィブリノゲン 128 mg/dL，フィブリン/フィブリノゲン分解産物（FDP）208.5 μg/mL，D-ダイマー 157.1 pg/mL，アンチトロンビン活性 38 %，plasminogen activator inhibitor-1 (PAI-1) ＞200 ng/mL，C 反応性タンパク（CRP），尿素窒素，クレアチニンの上昇，低アルブミン血症を認めた。動脈血ガス検査では，pH 7.15，塩基過剰（BE）−18 mmol/L，乳酸値 11.5 mmol/L と，著明な代謝性アシドーシスを認めた。

■ ショックの原因を見つける

頻脈，低血圧と高乳酸血症を認めており，ショック状態にあることは明らかである。発熱をきたしており，アルコール多飲という易感染性状態であることからも，感染の存在を疑うことも容易である。「全身症状

[*1] Surviving Sepsis Campaign Guideline。敗血症診療の国際ガイドライン。2009 年に初版が公表され，その後，SSCG 2008，SSCG 2012[1] と改訂されている。

コメント

二つのガイドライン

欧米人を対象とした臨床試験結果に基づいて作成されたSSCGを日本人にそのまま適用してよいのかという指摘、またSSCGでは扱われていない日本独自の治療が広く行われているという状況をふまえ、日本の敗血症治療状況を加味した日本版敗血症診療ガイドライン[2]（以下、日本版ガイドライン）が日本集中治療学会から発表された。本症例に対しても、SSCGと日本版ガイドラインを参考に治療を進めていくことになるが、初期蘇生について両者の記載に大きな違いはない。

を伴う感染症あるいはその疑い」は「敗血症 sepsis」と定義され、SSCG 2012が、全世界共通の敗血症治療管理指針として世界各地で使用されている（コメント）。

体温、頻脈、頻呼吸、意識障害、白血球数低下、血小板数低下、PT-INR延長、CRP高値、クレアチニン上昇、高乳酸血症から、本症例は敗血症を発症しており（表1）、重症敗血症 severe sepsis[*2]にまで至っていることも容易に理解できる（表2）。

■ 敗血症の初期蘇生

◎ SSCG 2012が推奨するEGDTとは

SSCG 2012では、2002年Riversら[3]により報告された早期目標指向型治療 early goal-directed therapy（EGDT）に準拠することが推奨されている。具体的には、①中心静脈圧 central venous pressure（CVP）8〜12 mmHg（人工呼吸管理下や心室コンプライアンス低下例では12〜15 mmHg）を目標とした輸液負荷、②平均血圧＞65 mmHgを目標とした血管収縮薬の投与、③中心静脈血酸素飽和度（ScvO$_2$）＞70％を目標とした輸血と強心薬の投与、である。ただし、CVPやScvO$_2$モニター下では輸液量が多くなり予後が悪化する可能性のあることが指摘[4]されている。

また、近年行われた二つの大規模ランダム化比較試験（RCT）ProCESS trial[5]、ARISE trial[6]では、EGDT群が通常治療群と比較して死亡率を改善させなかった。しかし両研究とも、今までの重症敗血症および敗血症性ショック[*3]の大規模研究結果と比べて死亡率が低いことから、EGDTの有益性を否定しているのではなく、通常治療群の医師はEGDTの主旨を理解しつつも中心静脈カテーテルを留置することなく心エコーやその他のモニターで循環動態を把握して治療を行っていたために死亡率が低くなったと解釈すべきである。

◎ ガイドラインによる治療の進め方

輸液の種類

初期輸液は、SSCG 2012では晶質液が推奨されている（グレード1B）が、膠質液（アルブミン）使用に関しては「大量の晶質液を必要とする患者では、重症敗血症および敗血症性ショックの初期輸液としてアルブミン製剤を使用してもよい」との記載でグレード2Cという低い推奨となっている。2014年に発表されたALBIOS study[7]でもアルブミンの有用性は示されず、現時点では初期輸液におけるアルブミン使用を積極的に支持するエビデンスは存在しない。ただ、晶質液投与でなかなか循環の安定が得られない敗血症性ショック患者で、アルブミン製剤の投与により劇的に循環動態の改善を得たという症例はしばしば経験する。

一方で、ヒドロキシエチルデンプン（HES）は、SSCG 2012で「重症敗血症および敗血症性ショックの輸液蘇生にHESを使用しないように勧める」（グレード1B）とある。

モニタリング

CVPを指標とした輸液管理は、前述のとおり過剰輸液となり予後を悪化させる可能性のあることが指摘されているが、その簡便さや、低値の場合の輸液反応性の評価には信頼性が高い。SSCG 2012でも、輸液指標としての限界に言及しつつもCVP使

[*2] 敗血症に起因する臓器障害や組織低灌流が加わったもの。

[*3] 適切な輸液蘇生を行っても低血圧が持続する場合。

敗血症を疑う所見		
全身所見	発熱	>38.3℃
	低体温	深部温<36℃
	頻脈	90 bpm あるいは年齢における正常値の+2 SD 以上
	頻呼吸	
	意識レベルの変化	
	著明な浮腫，水分過剰（>20 mL/kg/24 hr）	
	高血糖	糖尿病でない患者で血糖>140 mg/dL
炎症所見	白血球増加あるいは減少	白血球数>12000/μL，<4000/μL
	幼若白血球	>正常白血球数で 10% 以上
	C 反応性タンパク（CRP）	正常値の+2 SD 以上
	プロカルシトニン	正常値の+2 SD 以上
循環動態	低血圧	収縮期血圧<90 mmHg，平均血圧<70 mmHg，成人において 40 mmHg 以上の収縮期血圧低下，あるいは年齢における正常値の-2 SD 以下
臓器障害	低酸素血症	PaO_2/FiO_2<300
	急性乏尿	適切な輸液にもかかわらず尿量<0.5 mL/kg/hr が 2 時間以上
	クレアチニン上昇	>0.5 mg/dL
	凝固障害	PT-INR>1.5，APTT>60 秒
	腸閉塞	異常腸管ガス
	血小板数減少	血小板数<$10×10^4$/mm^3
	高ビリルビン血症	>4 mg/dL
組織灌流	高乳酸血症	>1 mmol/L
	毛細血管再充満速度延長あるいは冷たく湿った皮膚所見	

PT-INR：プロトロンビン時間国際標準化比，APTT：活性化部分トロンボプラスチン時間，SD：標準偏差。

表1 敗血症の診断基準
(Dellinger RP, Levy MM, Rhodes A, et al. Surviving sepsis campaign: international guidelines for management of severe sepsis and septic shock: 2012. Crit Care Med 2013；41：580-637, Society of Critical Care Medicine.)

用を推奨している。

1回拍出量変化 stroke volume variation（SVV）をはじめとした1回拍出量の呼吸性変動も輸液反応性の指標となり得る。心房細動などの不整脈，自発呼吸や人工呼吸器設定に影響を受けることを理解しつつ，複数あるモニターの一つとして使用するべきだろう。

超音波検査による下大静脈 inferior vena cava（IVC）径の呼吸性変動評価は，開腹術後，肥満，腹腔内圧など，さまざまな影響を受けるが，輸液反応性の指標になり得ることが示されている[8]。また，経胸壁心エコーによる1回心拍出量測定は，受動的下肢挙上 passive leg raising（PLR）施行

重症敗血症の定義
敗血症による組織低灌流あるいは臓器障害
（感染による下記の障害が疑われる場合）

・敗血症に起因する低血圧
・乳酸値上昇（施設基準値上限以上）
・十分な輸液負荷にもかかわらず尿量<0.5 mL/kg/hr が 2 時間以上持続
・PaO_2/FiO_2<250（感染巣として肺炎がない場合）
・PaO_2/FiO_2<200（感染巣として肺炎がある場合）
・クレアチニン>2.0 mg/dL
・ビリルビン>2 mg/dL
・血小板数<$10×10^4$/mm^3
・凝固障害（PT-INR>1.5）

PT-INR：プロトロンビン時間国際標準化比。

表2 重症敗血症
(Dellinger RP, Levy MM, Rhodes A, et al. Surviving sepsis campaign: international guidelines for management of severe sepsis and septic shock: 2012. Crit Care Med 2013；41：580-637, Society of Critical Care Medicine.)

> **臨床メモ**
>
> PLRは下肢を30〜45°挙上して1回拍出量増加が認められれば輸液反応性があると評価する方法であり，人工呼吸管理中患者，自発呼吸患者のどちらにも高い信頼性があることが示されている[9,11]。

時の最も非侵襲的な測定法として有用であり，輸液反応性の指標となり得ることが報告[9,10]されている（**臨床メモ**）。

昇圧薬

ガイドラインでは「適切な輸液負荷が行われた後に昇圧薬を用いる」と推奨されているが，生命を脅かす低血圧[*4]では，一般的には十分な輸液負荷前に昇圧薬を投与している。

まず用いるべきはノルアドレナリンである。ドパミンはノルアドレナリンに比べて高頻度に不整脈を発症するという報告[12]や，ドパミン投与が敗血症性ショックを原因とする死亡の独立危険因子であることが示され[13]，SSCG 2012では，ドパミンは頻脈性不整脈の危険性が低い患者や徐脈の患者といった，ごく限られた患者だけでの投与が提案されるようになった。

ノルアドレナリンで効果が不十分な場合は，アドレナリンの追加あるいは変更が推奨されているが，敗血症性ショックではストレスホルモンであるバソプレシンが枯渇している可能性がある。SSCG 2012でも0.03単位/minまでの投与が推奨されている。

副腎皮質ステロイド

SSCG 2012では「循環動態が安定しない症例に対して200 mg/dayの低用量ヒドロコルチゾン投与を考慮する」と記載されている。

高血糖，高ナトリウム血症，重症感染など，ステロイドの副作用に注意して使用しなくてはいけないが，ノルアドレナリンに加えてバソプレシンを投与しても循環動態の安定が得られない症例や，敗血症性ショックという高度侵襲下でも血糖値上昇を認めない症例は相対的副腎不全を疑い，ステロイド投与を考慮する。

原疾患治療

原疾患が肺炎であるなら，抗菌薬投与前に喀痰培養と少なくとも2セットの血液培養を提出する必要がある。抗菌薬の選択について詳細は割愛するが，SSCG 2012や日本版ガイドライン，また肺炎ガイドラインなどを参考に，肺炎の重症度，肺炎が起きた場所，つまり市中肺炎なのか院内肺炎なのか，あるいは医療・介護関連肺炎 nursing and healthcare associated pneumonia（NHCAP）なのか，さらには患者の既往歴や現状の全身状態を考慮し適切な抗菌薬を選択して原因菌確定ののち de-escalation を行う。

SSCG 2012では，以上をまとめた敗血症バンドル（**表3**）が提示されている。

[*4] 輸液負荷と同時に昇圧薬を投与せざる得ないほどの低血圧が遷延する症例をしばしば経験する。

3時間以内に達成すべき事項
1. 乳酸値の測定
2. 抗菌薬投与前の血液培養採取
3. 広域抗菌薬投与
4. 低血圧や乳酸値>4 mmol/L の場合は晶質液 30 mL/kg を投与

6時間以内に達成すべき事項
5. 初期輸液蘇生に反応しない場合，平均動脈圧≧65 mmHg を維持するよう昇圧薬を投与
6. 輸液蘇生に反応しない低血圧の遷延（敗血症性ショック）あるいは初期乳酸値>4 mmol/L の場合，中心静脈圧と中心静脈血酸素飽和度（ScvO₂）を測定する
7. 初期乳酸値が上昇していれば再検

表3　敗血症バンドル
(Dellinger RP, Levy MM, Rhodes A, et al. Surviving sepsis campaign: international guidelines for management of severe sepsis and septic shock: 2012. Crit Care Med 2013 ; 41 : 580-637, Society of Critical Care Medicine.)

その後の経過

胸部X線所見から大葉性肺炎と診断し，酸素化の悪化を認めたため人工呼吸管理を開始した．入院時の血液培養で肺炎球菌が検出された．

以上をふまえ，筆者は以下のように初期蘇生を行う．

晶質液で30 mL/kgを目途として輸液を開始するが，心エコー検査でIVCの呼吸性変動や径の変化，CVP，動脈圧波形の変動にあまり変化がみられないようであれば，過剰輸液を予防する目的で等張アルブミンの投与とノルアドレナリンの投与を開始する．ノルアドレナリン 0.1 μg/kg/min 程度から開始し，血圧をみながら適宜増量を行うが，0.3〜0.4 μg/kg/min のノルアドレナリン投与でも低血圧が遷延する場合や乳酸値の低下がみられない場合は，バソプレシン（0.03単位/min）の追加とヒドロコルチゾン 200 mg のボーラス投与に続いて，200 mg/day の持続投与を開始する．初期蘇生の治療効果は乳酸クリアランスを指標とし，乳酸値の正常化を目標とする．

以上の初期蘇生と並行して，市中肺炎の最重症としてカルバペネム系抗菌薬に加え非定型肺炎もカバーするため，ニューキノロン系あるいはマクロライド系の抗菌薬を投与する．原因菌が肺炎球菌と判明したのちは，ペニシリンG，あるいはペニシリン耐性肺炎球菌の可能性を懸念するならセフトリアキソンにde-escalationするのがよいであろう．

■敗血症に合併した DIC の診断
◎ DIC の診断基準

1988年に公表された厚生省DIC診断基準[14]と，2001年に国際血栓止血学会International Society on Thrombosis and Haemostasis（ISTH）から，厚生省DIC基準を参考に作成されたovert DICおよびnon-overt DIC診断基準[15]は，ともに感度が低く，DICと診断された段階ではすでに重篤な病態に至っている場合が多く，DICの治療開始基準として役に立たないという批判が多くなされた．

DICは，治療開始時のDICスコアが低いほど改善率のよいことが示されており[16]，救急領域のDICを早期診断し早期治療を開始する必要があるという認識を背景に，2005年に日本救急医学会DIC特別委員会から「急性期DIC診断基準」が公表[17]された（表4）．その後の多施設前向き共同試験[18]では，この急性期DIC診断基準がDICの管理・治療指針として使用可能であり，同診断基準スコアによりDICの重症度と予後が予測可能であることが示された．

◎病型分類と，病型による病態の違い

DICは基礎疾患の存在下に全身性持続性の著しい凝固活性化をきたし，その血栓形成に対して二次線溶が発現するが，その程度は基礎疾患により差異がみられ，凝固系と線溶系のバランスにより「線溶抑制型DIC」「線溶亢進型DIC」「線溶均衡型DIC」の三つに分類されている[19]．2009年に日本血栓止血学会学術標準化委員会DIC部会から発表された「科学的根拠に基づいた感染症に伴うDIC治療のエキスパートコンセンサス」[20]に記載されている病型分類図（図1）は理解の一助となるだろう．

敗血症に伴うDICは「線溶抑制型DIC」の典型であり，この型のDICではPAI-1が著増することにより線溶が大きく抑制される．この結果，炎症性微小循環障害に加え，播種性フィブリン血栓形成による虚血性微小循環障害がひき起こされて，多臓器不全を発症し，予後を大きく規定する．

Ⅰ	基礎疾患

すべての生体侵襲は DIC をひき起こすことを念頭におく

1. 感染症（すべての微生物による）
2. 組織損傷
    外傷，熱傷，手術
3. 血管性病変
    大動脈瘤，巨大血管腫，血管炎
4. トキシン/免疫学的反応
    蛇毒，薬物，輸血反応（溶血性輸血反応，大量輸血），移植拒絶反応
5. 悪性腫瘍（骨髄抑制症例を除く）
6. 産科疾患
7. 上記以外に SIRS をひき起こす病態
    急性膵炎，劇症肝炎（急性肝不全，劇症肝不全），ショック/低酸素，熱中症/悪性症候群，脂肪塞栓，横紋筋融解，他
8. その他

Ⅱ	鑑別すべき疾患および病態

診断に際して DIC に似た検査所見・症状を呈する以下の疾患および病態を注意深く鑑別する

1. 血小板減少	イ）希釈・分布異常 　1）大量出血，大量輸血・輸液，他 ロ）血小板破壊の亢進 　1）ITP，2）TTP/HUS，3）薬物性（ヘパリン，バルプロ酸など），4）感染（CMV, EBV, HIV など），5）自己免疫による破壊（輸血後，移植後など），6）抗リン脂質抗体症候群，7）HELLP 症候群，8）SLE，9）体外循環，他 ハ）骨髄抑制，トロンボポイエチン産生低下による血小板産生低下 　1）ウイルス感染症，2）薬物など（アルコール，化学療法，放射線療法など），3）低栄養（ビタミン B_{12}，葉酸），4）先天性/後天性造血障害，5）肝疾患，6）血球貪食症候群（HPS），他 ニ）偽性血小板減少 　1）EDTA によるもの，2）検体中抗凝固薬不足，他 ホ）その他 　1）血管内人工物，2）低体温，他
2. PT 延長	1）抗凝固療法，抗凝固薬混入，2）ビタミン K 欠乏，3）肝不全，肝硬変，4）大量出血，大量輸血，他
3. FDP 上昇	1）各種血栓症，2）創傷治癒過程，3）胸水・腹水・血腫，4）抗凝固薬混入，5）線溶療法，他
4. その他	1）異常フィブリノゲン血症，他

表 4　急性期 DIC 診断基準
〔丸藤 哲，射場敏明，江口 豊ほか．急性期 DIC 診断基準．多施設共同前向き試験結果報告．日救急医会誌 2005；16：188-202（* 日本救急医学会 DIC 委員会，急性期 DIC 診断基準-5，D-ダイマー/FDP 換算表の項の改訂．日救急医会誌 2013；24：114-5）より〕

■ DIC に対する新しい抗凝固療法

◎生体反応としての DIC
── immunothrombosis の考え方

敗血症を基礎疾患とする DIC は血管内皮細胞傷害を伴い，PAI-1 の上昇をきたして線溶は抑制される。その結果，微小血栓形成から臓器灌流低下をきたし臓器不全が惹起されるため，敗血症性 DIC は予後不良とされる[21]。このように，DIC は病的側面ばかりが注目されてきたが，近年，生体反応としてとらえようとする興味深い概念として "immunothrombosis" が提唱[22]された。

好中球は好中球細胞外トラップ neutrophil extracellular traps（NETs）という網目状の構造物を細胞外に放出し外来微生物を捕獲して殺菌するが，この NETs が immunothrombosis の形成に重要な要素であると考えられている[23]。

すなわち，① NETs が直接凝固第Ⅻ因子を活性化することによる凝固亢進，② NETs の構成成分であるヒストンが強い凝

Ⅲ　SIRS 診断基準

体温	>38℃あるいは<36℃
心拍数	>90 bpm
呼吸数	>20 回/min あるいは $PaCO_2$<32 mmHg
白血球数	>12000/mm³ あるいは<4000/mm³ あるいは幼若球数>10%

Ⅳ　急性期 DIC 診断基準

スコア	SIRS	血小板数 (/mm³)		PT 比	FDP(μg/mL)
0	0～2	≧12×10⁴		<1.2	<10
1	≧3	12×10⁴>	≧8×10⁴ あるいは 24 時間以内に 30 % 以上の減少	≧1.2	25>　≧10
2	—	—		—	—
3	—	8×10⁴> あるいは 24 時間以内に 50 % 以上の減少		—	≧25

DIC　4 点以上

注意
1. 血小板数減少はスコア算定の前後いずれの 24 時間以内でも可能。
2. PT 比（検体 PT 秒/正常対照値）ISI=1.0 の場合は INR に等しい。各施設において PT 比 1.2 に相当する秒数の延長または活性値の低下を使用してもよい。
3. FDP の代替として D-ダイマーを使用してよい。各施設の測定キットにより以下の換算表を使用する。

Ⅴ*　D-ダイマー/FDP 換算表

測定キットを販売している会社名	FDP 10 μg/mL	FDP 25 μg/mL
	D-ダイマー (μg/mL)	
シスメックス	5.4	13.2
日水製薬	10.4	27.0
バイオビュー	6.5	8.82
三菱化学メディエンス	6.63	16.31
ロッシュ・ダイアグノスティックス	4.1	10.1
積水メディカル	6.18	13.26
ラジオメーター	4.9	8.4

日本救急医学会 DIC 特別委員会は「急性期 DIC 診断基準」の引用に際しては，Ⅰ～Ⅴすべてを引用するよう勧告している。

SIRS：全身性炎症反応症候群，ITP：特発性血小板減少性紫斑病，TTP/HUS：血栓性血小板減少性紫斑病/溶血性尿毒症症候群，CMV：サイトメガロウイルス，EBV：Epstein-Barr ウイルス，HIV：ヒト免疫不全ウイルス，HELLP：溶血・肝機能障害・血小板減少，SLE：全身性エリテマトーデス，EDTA：エチレンジアミン四酢酸，PT：プロトロンビン時間，FDP：フィブリン/フィブリノゲン分解産物，$PaCO_2$：動脈血二酸化炭素分圧，ISI：国際感度指数。

（表4の続き）

固活性を有する，③NETs の構成成分である好中球エラスターゼが組織因子経路インヒビター tissue factor pathway inhibitor（TFPI）やトロンボモジュリンを不活化する，④NETs が von Willebrand 因子（vWF）と結合することによる血小板の活性化，などの機序により，NETs はいわば血管内血栓形成の足場として作用する。

つまり immunothrombosis は，NETs 形成により局所に侵入した病原微生物をフィブリン血栓内に封じ込めることで全身への播種を抑制するという生体反応ととらえることができる。そして，感染制御が不十分で immunothrombosis が制御可能な範囲を超え，局所にとどまらず全身に拡大した状態が病的生体反応である敗血症性 DIC であり，多臓器不全発症，予後不良につながると考えられる（コラム）。

◎**敗血症性 DIC に対する抗凝固療法**

「科学的根拠に基づいた感染症に伴う DIC 治療のエキスパートコンセンサス」の中で

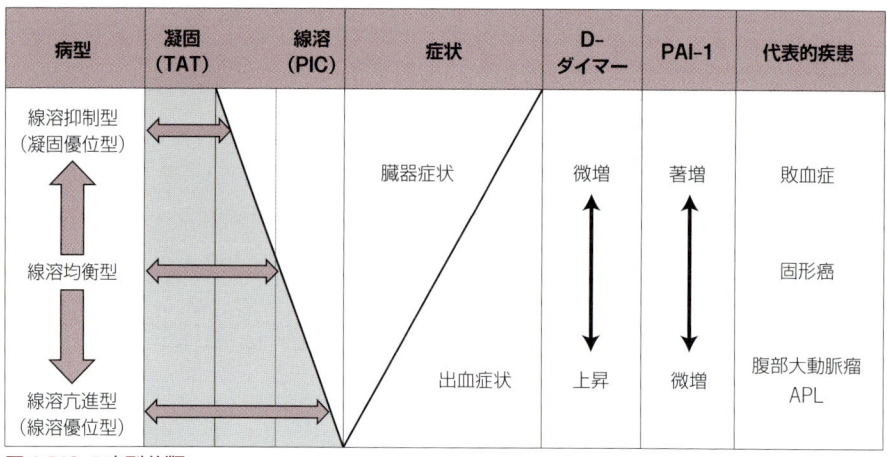

病型	凝固 (TAT)	線溶 (PIC)	症状	D-ダイマー	PAI-1	代表的疾患
線溶抑制型 (凝固優位型)			臓器症状	微増	著増	敗血症
線溶均衡型						固形癌
線溶亢進型 (線溶優位型)			出血症状	上昇	微増	腹部大動脈瘤 APL

図1 DICの病型分類
(丸山征郎,坂田洋一,和田英夫ほか.科学的根拠に基づいた感染症に伴うDIC治療のエキスパートコンセンサス.日血栓止血会誌 2009;20:77-113より)
TAT:トロンビン/アンチトロンビン複合体, PIC:プラスミンα₂インヒビター複合体, PAI-1:plasminogen activator inhibitor-1, APL:急性骨髄性白血病。

は,前述のようにDICを凝固と線溶のバランスにより病型を分類し,その病態別にDICの治療が記載されている(表5)。この指針の中でアンチトロンビン(AT)製剤は抗凝固薬の第一選択薬に挙げられている。また,遺伝子組み換え型ヒト可溶性トロンボモジュリン製剤 recombinant human soluble thrombomodulin(rhsTM)は,この指針の作成時点では上市されていなかったため推奨度の記載はなかったが,2014年に「推奨度:総合的B1,出血型(軽度B1,著明C),臓器障害型B1,合併症型B2」として追補された。

コラム

敗血症性DICに抗凝固療法は必要か

この議論はしばしばなされるが,大規模RCTで有効とされた抗凝固薬が存在していない以上,現段階では「不明」と言わざるを得ないであろう。しかし,前述のような敗血症性DICの病態を十分に理解し,現在得られている知見に基づいた最適な治療を行う必要がある。

近年,敗血症あるいはDIC治療薬として注目され,さまざまな研究が行われているATとrhsTMについて最近の知見を交えながら実際の投与法などについても概説する。

アンチトロンビン

アンチトロンビン(AT)は,トロンビンを始めとした多くの凝固因子を阻害すると同時に,凝固と炎症の橋渡し的な役割を果たすプロテアーゼ活性化受容体-1 protease-activated receptor-1 を介した炎症反応を抑制する。またATは,シンデカン-4と結合し,プロスタグランジンI₂産生を促進することで抗炎症性サイトカイン産生を抑制することが知られている。このATとシンデカン-4の結合部位は,ヘパリンとの結合部位と同一であるため,ATとヘパリンの併用は抗炎症作用を減弱させることに注意が必要である[24]。またATは,好中球壊死とNETs産生を抑制するという新たな抗炎症作用の機序も報告[25]されており,凝固,炎症の両方に作用する抗DIC薬として注目されている。

臨床研究では,2001年に報告されたKyberSept試験[26]がATに関する最も質

DICの病態		基礎疾患の治療	抗凝固療法　A						抗線溶療法	線溶療法	補充療法	
			UFH	LMWH	DS	GM	NM	AT			FFP	PC
総合的		○	C	B₂	C	B₂	B₂	B₁#	D	D	○*	○*
無症候型	輸血基準不適合	○	C	B₂	C	B₂	B₂	B₂#	D	D		
	輸血基準適合	○	C	B₂	C	B₂	B₂	B₂#	D	D	B₂*	B₂*
出血型	軽度	○	C	B₂	C	B₂	B₂	B₂#	D	D		
	著明	○	D	D	D	B₁	B₁	B₂#	C$	D	○*	○*
臓器障害型		○	C	B₂	C	B₂	B₂	B₁#	D	D		
合併症	大血管の血栓合併	○	B₂	B₁	B₂	C	C	B₂#	D	注		
	TTP合併	○	C	B₂	C	B₂	B₂	B₂#	D	D	○	D
	HIT合併	○	D	D	D	B₂	B₂	B₂#	D	D		D

\#：適応は血中AT<70%の症例に限定される。
*：輸血基準適合症例に限定される。
注：致死的な血栓症に対しては，例外的に線溶療法が行われる場合がある。適応，投与時期・方法などは専門医に相談する必要があり，脳梗塞などでは禁忌になる場合もある。
\$：抗線溶療法は専門医に相談する。
○：コンセンサス
 A：その推奨の効果に対して強い根拠があり，その臨床上の有用性も明らかである。
 B₁：その効果に関する根拠が中等度である。または，その効果に関して強い根拠があるが臨床上の有用性はわずかである。
 B₂：十分な根拠はないが，有害作用は少なく日常臨床で行われている。
 C：その推奨の効果を支持する（あるいは否定する）根拠が不十分である。または，その効果が有害作用・不都合を上回らない可能性がある。
 D：その推奨の有効性を否定する。または，有害作用を示す中等度の根拠がある。

UFH：未分画ヘパリン，LMWH：低分子ヘパリン，DS：ダナパロイドナトリウム，GM：メシル酸ガベキサート，NM：メシル酸ナファモスタット，AT：アンチトロンビン，FFP：新鮮凍結血漿，PC：血小板濃厚液，TTP：血栓性血小板減少性紫斑病，HIT：ヘパリン起因性血小板減少症．
出血型：線溶亢進型，臓器障害型：線溶抑制型．
DICを病態別に分類すると，大きく無症候型，出血型，臓器障害型，その他の合併症に分けられる．それぞれの病態により適応薬剤が決まってくる．

表5 各種治療法の病態別推奨度
(丸山征郎，坂田洋一，和田英夫ほか．科学的根拠に基づいた感染症に伴うDIC治療のエキスパートコンセンサス．日血栓止血会誌 2009；20：77-113より)

の高いRCTであろう．結果は，主要評価項目である28日生存率を改善させなかったため，英国やイタリアのDICガイドライン，SSCG 2012では，敗血症患者に対するAT製剤の使用を推奨していない．しかし，この結果の解釈には注意が必要である．まず，KyberSept試験の対象患者がDICではなく重症敗血症であるという点である．また，静脈血栓症予防のためヘパリン投与が認められていたという事実にも注意が必要であろう．実際，ヘパリン非使用例を対象としたサブグループ解析では，90日生存率はAT投与群で有意な改善を認め，ヘパリン非使用のDIC症例のサブグループ解析でも，AT投与群は28日生存率の有意な改善を認めた．この結果は，日本でDICに対してAT製剤が投与される主要な根拠となっている．

一方，ATが抗炎症作用を発揮するには120％以上のAT活性が必要であることが知られており[27]，KyberSept試験の結果をそのまま日本での標準的AT投与量による治療に当てはめることには疑問も多い．KyberSept試験はAT活性値200～250％を達成することを目標としたAT大量投与の有用性を検討した試験であり，投与量は30000単位/4 day（1回6000単位，初日だけ2回投与）かけて，というものであり，日本での標準投与量である30単位/kgあるいは4500単位/3 dayを大きく超え

たものであった。

そこで，日本で敗血症性DICに対するAT製剤の多施設共同RCT[28]が実施された。結果は，AT投与群の第3病日のDIC離脱率が有意に改善されたが，28日死亡率および病院転帰に影響を与えず，AT製剤の予後改善という観点からは決定的な結論を得ることができなかった。近年Tagamiら[29]は，日本の診断群分類diagnosis procedure combination（DPC）データを用いた傾向スコアマッチング法によって，肺炎に起因するDIC患者に対するATの死亡率改善効果を示しており，ATの臨床使用に関しては今後もさまざまな議論がなされていくだろう。

トロンボモジュリン

日本で開発された世界初の遺伝子組み換え型ヒト可溶性トロンボモジュリン製剤（rhsTM）が注目されている。rhsTMはトロンビンに結合し，rhsTM/トロンビン複合体はプロテインCを活性化プロテインCに変換させる。活性化プロテインCはプロテインSと複合体を形成し，活性型第V因子（FVa）や活性型第VIII因子（FVIIIa）を不活化し，トロンビン生成を抑制することで抗凝固作用を発揮する。その他，抗凝固作用だけでなく多彩な生理活性を有しており（表6），敗血症性DICの新規治療薬としての期待は大きい。

未分画ヘパリンを対照薬としたrhsTMの国内第III相試験[30]では，感染症あるいは造血器悪性腫瘍を基礎疾患とするDIC患者で，rhsTM群はヘパリン群と比較してDIC離脱率は有意に高かった。また，敗血症性DICを対象としたサブグループ解析[31]では，rhsTMに死亡率改善効果を認める傾向にあることが示された。またYamakawaら[32]の敗血症性DICに対するrhsTMのRCT3報と観察研究9報それぞれのシステマティックレビューとメタ解析では，rhsTMは敗血症性DICに対して死亡率を改善させる傾向が示されている。

一方Tagamiら[33,34]は，日本のDPCデータを用いた検討で，rhsTMの投与は肺炎や下部消化管穿孔を原因とする敗血症性DIC症例の死亡率改善に寄与していない，と報告している。原疾患が限定されていることや後向き研究であることなど，研究の限界はあるだろうが，rhsTMの有用性を強調するさまざまな研究結果が報告されるなかで，DPCというビッグデータから得られたrhsTMの効果に疑問を投げかける研究結果は注目に値する。Tagamiらの報告の中でも述べられているように，敗血症性DICに対するrhsTMの効果が本当にあるのかを知るには前向きRCTが必要であり，現在進行中の国際第III相RCTの結果が待たれるところである。

◎実際の投与方法

動物実験ではあるが，ATとrhsTM併用の有用性が報告[35,36]されており，筆者は急性期DIC診断基準でDICと診断された症例にはATとrhsTMの両方を投与している。AT活性が40％を下回るような重症例では，Ibaら[37]の報告にもあるように，ATは可能な限り3000単位/dayの投与がよいだろう。rhsTMは通常380単位/kg/

抗凝固作用	活性化プロテインCを介するトロンビン産生抑制
	トロンビンによる凝固因子と血小板活性化の阻害
線溶系への作用	線溶促進：活性化プロテインCによるPAI-1の阻害
	抗線溶：TAFIの活性化
抗炎症作用	トロンビンの炎症促進活性の阻害
	活性化プロテインCによるPAR-1を介する炎症の阻害
	TAFI活性化によるブラジキニン，補体（C3a, C5a）の不活化
	エンドトキシンの捕捉
	HMGB-1の失活化
	血管内皮細胞への白血球接着・活性化の阻害

PAI-1：plasminogen activator inhibitor-1, TAFI：thrombin activatable fibrinolysis inhibitor, PAR-1：プロテアーゼ活性化受容体-1, HMGB-1：high mobility group box 1 protein.

表6 トロンボモジュリン-プロテインCが示す生理活性
（和田剛志．DICと抗凝固療法．救急医学 2015；39；185-91 より）

day を投与するが，重篤な腎機能障害のある患者では症状に応じて130単位/kg/dayに減量する必要がある．しかし，Hayakawaら[38]は，腎障害のある患者に通常用量の380単位/kg/dayを投与した場合，トラフ値は徐々に上昇するも，腎障害のない患者とほぼ同じ薬物動態を示すことを報告しており，血液透析やまったくの無尿でなければ通常用量の380単位/kg/dayの投与を検討してもよいだろう．

● ● ●

DICはその原因によって病態が異なる．本症例のようにDICを伴う重症敗血症では，凝固障害に起因する多臓器障害が急速に進行することも考慮し，循環動態の改善をはかるとともに，速やかに適切な凝固管理を行う必要がある．

（和田　剛志）

文献

1. Dellinger RP, Levy MM, Rhodes A, et al. Surviving sepsis campaign: international guidelines for management of severe sepsis and septic shock: 2012. Crit Care Med 2013；41：580-637.
2. 織田成人，相引眞幸，池田寿昭ほか．日本版敗血症診療ガイドライン　The Japanese Guidelines for the Management of Sepsis. 日集中医誌 2013；20：124-73.
3. Rivers E, Nguyen B, Havstad S, et al. Early goal-directed therapy in the treatment of severe sepsis and septic shock. N Engl J Med 2001；345：1368-77.
4. Kelm DJ, Perrin JT, Cartin-Ceba R, et al. Fluid overload in patients with severe sepsis and septic shock treated with early goal-directed therapy is associated with increased acute need for fluid-related medical interventions and hospital death. Shock 2015；43：68-73.
5. Yealy DM, Kellum JA, Huang DT, et al. ProCESS Investigators. A randomized trial of protocol-based care for early septic shock. N Engl J Med 2014；370：1683-93.
6. Peake SL, Delaney A, Bailey M, et al. ARISE Investigators; ANZICS Clinical Trials Group. Goal-directed resuscitation for patients with early septic shock. N Engl J Med 2014；371：1496-506.
7. Caironi P, Tognoni G, Masson S, et al. Albumin replacement in patients with severe sepsis or septic shock. N Engl J Med 2014；370：1412-21.
8. Barbier C, Loubières Y, Schmit C, et al. Respiratory changes in inferior vena cava diameter are helpful in predicting fluid responsiveness in ventilated septic patients. Intensive Care Med 2004；30：1740-6.
9. Thiel SW, Kollef MH, Isakow W. Non-invasive stroke volume measurement and passive leg raising predict volume responsiveness in medical ICU patients: an observational cohort study. Crit Care 2009；13：R111.
10. Cavallaro F, Sandroni C, Marano C, et al. Diagnostic accuracy of passive leg raising for prediction of fluid responsiveness in adults: systematic review and meta-analysis of clinical studies. Intensive Care Med 2010；36：1475-83.
11. Préau S, Saulnier F, Dewavrin F, et al. Passive leg raising is predictive of fluid responsiveness in spontaneously breathing patients with severe sepsis or acute pancreatitis. Crit Care Med 2010；38：819-25.
12. De Backer D, Aldecoa C, Njimi H, et al. Dopamine versus norepinephrine in the treatment of septic shock: a meta-analysis*. Crit Care Med 2012；40：725-30.
13. Sakr Y, Reinhart K, Vincent JL, et al. Does dopamine administration in shock influence outcome? Results of the Sepsis Occurrence in Acutely Ill Patients (SOAP) Study. Crit Care Med 2006；34：589-97.
14. 青木延雄，長谷川　淳．DIC診断基準の「診断のための補助的検査成績，所見」の項の改訂について．In：厚生省特定疾患血液凝固異常症調査研究班，昭和62年度研究報告書．1988：37-41.
15. Taylor FB Jr, Toh CH, Hoots WK, et al. Towards definition, clinical and laboratory criteria, and a scoring system for disseminated intravascular coagulation. Thromb Haemost 2001; 86：1327-30.
16. Wada H, Wakita Y, Nakase T, et al. Outcome of disseminated intravascular coagulation in relation to the score when treatment was begun. Mie DIC Study Group. Thromb Haemost 1995；74：848-52.
17. 丸藤　哲，射場敏明，江口　豊ほか．急性期DIC診断基準．多施設共同前向き試験結果報告．日救急医会誌 2005；16：188-202.
18. 丸藤　哲，池田寿昭，石倉宏恭ほか．急性期DIC診断基準，第二次多施設共同前向き試験結果報告．急性期DIC診断基準で診断されたDIC症例の特徴と予後．日救急医会誌 2007；18：240-5.
19. 朝倉英策，久志本成樹．DICの病態定義，感染症と非感染症．日血栓止血会誌 2006；17：284-93.
20. 丸山征郎，坂田洋一，和田英夫ほか．科学的根拠に基づいた感染症に伴うDIC治療のエキスパートコンセンサス．日血栓止血会誌 2009；20：77-113.
21. Gando S. Role of fibrinolysis in sepsis. Semin Thromb Hemost 2013；39：392-9.
22. Engelmann B, Massberg S. Thrombosis as an intravascular effector of innate immunity. Nat Rev Immunol 2013；13：34-45.
23. Fuchs TA, Brill A, Duerschmied D, et al. Extracellular DNA traps promote thrombosis. Proc Natl Acad Sci U S A 2010；107：15880-5.
24. Wiedermann CJ. Clinical review: molecular mechanisms underlying the role of antithrombin in sepsis. Crit Care 2006；10：209.
25. Iba T, Saitoh D. Efficacy of antithrombin in pre-clinical and clinical applications for sepsis-associated disseminated intravascular coagulation. J Intensive Care 2014；2：66.
26. Warren BL, Eid A, Singer P, et al. KyberSept Trial Study Group. Caring for the critically ill patient. High-dose antithrombin III in severe sepsis: a randomized controlled trial. JAMA 2001；286：

1869–78.
27. Inthorn D, Hoffmann JN, Hartl WH, et al. Effect of antithrombin III supplementation on inflammatory response in patients with severe sepsis. Shock 1998 ; 10 : 90–6.
28. Gando S, Saitoh D, Ishikura H, et al. A randomized, controlled, multicenter trial of the effects of antithrombin on disseminated intravascular coagulation in patients with sepsis. Crit Care 2013 ; 17 : R297.
29. Tagami T, Matsui H, Horiguchi H, et al. Antithrombin and mortality in severe pneumonia patients with sepsis-associated disseminated intravascular coagulation: an observational nationwide study. J Thromb Haemost 2014 ; 12 : 1470–9.
30. Saito H, Maruyama I, Shimazaki S, et al. Efficacy and safety of recombinant human soluble thrombomodulin (ART-123) in disseminated intravascular coagulation: results of a phase III, randomized, double-blind clinical trial. J Thromb Haemost 2007 ; 5 : 31–41.
31. Aikawa N, Shimazaki S, Yamamoto Y, et al. Thrombomodulin alfa in the treatment of infectious patients complicated by disseminated intravascular coagulation: subanalysis from the phase 3 trial. Shock 2011 ; 35 : 349–54.
32. Yamakawa K, Aihara M, Ogura H, et al. Recombinant human soluble thrombomodulin in severe sepsis: a systematic review and meta-analysis. J Thromb Haemos 2015 ; 13 : 508–19.
33. Tagami T, Matsui H, Horiguchi H, et al. Recombinant human soluble thrombomodulin and mortality in severe pneumonia patients with sepsis-associated disseminated intravascular coagulation: an observational nationwide study. J Thromb Haemost 2015 ; 13 : 31–40.
34. Tagami T, Matsui H, Fushimi K, et al. Use of recombinant human soluble thrombomodulin in patients with sepsis-induced disseminated intravascular coagulation after intestinal perforation. Front Med (Lausanne) 2015 ; 2 : 7.
35. Iba T, Miki T, Hashiguchi N, et al. Combination of antithrombin and recombinant thrombomodulin attenuates leukocyte-endothelial interaction and suppresses the increase of intrinsic damage-associated molecular patterns in endotoxemic rats. J Surg Res 2014 ; 187 : 581–6.
36. Iba T, Miki T, Hashiguchi N, et al. Combination of antithrombin and recombinant thrombomodulin modulates neutrophil cell-death and decreases circulating DAMPs levels in endotoxemic rats. Thromb Res 2014 ; 134 : 169–73.
37. Iba T, Saitoh D, Wada H, et al. Efficacy and bleeding risk of antithrombin supplementation in septic disseminated intravascular coagulation: a secondary survey. Crit Care 2014 ; 18 : 497.
38. Hayakawa M, Yamamoto H, Honma T, et al. Pharmacokinetics and pharmacodynamics of recombinant soluble thrombomodulin in disseminated intravascular coagulation patients with renal impairment. Shock 2012 ; 37 : 569–73.

索 引

数字

1回拍出量　105
1回拍出量変化（SVV）
　　周術期の血液凝固管理　58
　　敗血症のモニタリング　123
3-factor PCC　54
4-factor PCC　53

欧文

abbreviated injury scale（AIS）　62
ABCD^2 スコア　48
ACD-A 液　36, 41
activated clotting time　12
activated coagulation time（ACT）→
　　活性凝固時間（ACT）
activated partial thromboplastin time
　　（APTT）→活性化部分トロンボプ
　　ラスチン時間（APTT）
adenosine diphosphate（ADP）→ア
　　デノシン二リン酸（ADP）
ADP test　84
AF →心房細動（AF）
ALBIOS study　122
antithrombin（AT）活性→アンチト
　　ロンビン（AT）活性
aortic stenosis（AS）→大動脈弁狭窄
　　症（AS）
APTEM
　　抗線溶療法　21
　　線溶亢進の確認　76
　　──の波形　23
area under curve（AUC）　63
ARISE trial　122
ASPI test　84
assessment of blood consumption
　　（ABC）スコア　63, 64

cangrelor　81
cell-based model　5
central venous pressure（CVP）→中
　　心静脈圧（CVP）
CG02N　104, 117

　　人工心肺手術と──　99
　　フィブリノゲンの定量　62
CHA$_2$DS$_2$-VASc スコア　48
CHADS$_2$ スコア　48
Clauss 法　13
clotting time（CT）　76
common pathway　4
Cone and Plate（let）Analyser®　83
contact activation pathway　3
CONTROL trial　65
CPD 液　36, 41
CPDA 液　105
CRASH-2
　　遺伝子組み換え活性型凝固第VII因
　　子（rFVIIa）　33
　　トラネキサム酸　65, 88

damage-associated molecular patterns
　　（DAMPs）　67
damage control indication detecting
　　（DECIDE）スコア　68
damage control resuscitation（DCR）
　　63
disseminated intravascular coagula-
　　tion（DIC）→播種性血管内凝固
　　（DIC）
drug-eluting stent（DES）　81
dual anti-platelet therapy（DAPT）
　　→抗血小板薬2剤併用療法
　　（DAPT）
D-ダイマー
　　抗血小板薬内服患者の──　84
　　線溶活性化と──　85
　　線溶系検査　13
　　敗血症性 DIC の──　121
D-マンニトール　53

early goal-directed therapy（EGDT）
　　122
eptifibatide　81
EXTEM　20
　　rFVIIa 投与前後の検査結果　57
　　外傷性凝固障害　62
　　肝移植と──　75

　　人工心肺手術と──　100
　　組織因子（TF）　74
　　──の波形　21
extrinsic pathway　3

FAST　63
FDP →フィブリン/フィブリノゲン分
　　解産物（FDP）
FFP-LR　56
FIBTEM　20
　　外傷性凝固障害　62
　　肝移植と──　75
　　人工心肺手術と──　100
　　──の波形　22
　　フィブリン重合　74
fixed ratio transfusion　64
FOY®　118
fresh frozen plasma（FFP）→新鮮凍
　　結血漿（FFP）

GP Ib/IX
　　血小板機能モニタリング　82
　　止血機序と──　6
GP IIb/IIIa
　　止血機序と──　6
　　ブリッジング　81

HAS-BLED スコア　51
Hb →ヘモグロビン（Hb）
heart failure with preserved ejection
　　fraction（HFpEF）　76
HEMATRACER®　83
HepconHMS®　99
HEPTEM　20
　　──の波形　22
Heyde 症候群　93, 99
HLA 型　27
hydroxyethylated starch（HES）
　　42

immunothrombosis　126
injury severity score（ISS）　62
INTEM　20
　　rFVIIa 投与前後の検査結果　57

──の波形　21
　　ヘパリンの過剰作用　76
international normalized ratio（INR）
　　11
interventional radiology（IVR）
　　119
intrinsic pathway　3
JATEC™　61

KyberSept 試験　128

laboratory guided transfusion　64
leukocyte reduced（LR）　25
light transmission aggregometry
　　82
lysine binding site（LBS）→リジン結合部位（LBS）

MAP 液　41
　　貯血式自己血輸血　105
massive transfusion protocol（MTP）
　　→大量輸血プロトコール（MTP）
maximum clot firmness（MCF）
　　74
maximum clot lysis（ML）　75
modified ultrafiltration　99
Multiplate®　82, 83
　　血小板凝集能の変化　84

neutrophil extracellular traps
　　（NETs）　126
NICE 分類　112
　　帝王切開の緊急度　111
non-overt DIC 診断基準　125
non-vitamin K antagonist oral anticoagulants（NOACs）→非ビタミン K 阻害経口抗凝固薬（NOACs）
nursing and healthcare associated pneumonia（NHCAP）　124

oozing　97
overt DIC 診断基準　125

passive leg raising（PLR）→受動的下肢挙上（PLR）
PFA-100®　82, 83
plasminogen activator inhibitor-1

　　（PAI-1）　121
platelet concentrate（PC）→血小板濃厚液（PC）
Plateletworks®　83
point-of-care（POC）モニター（モニタリング）
　　外傷患者の乳酸値　66
　　肝移植と──　74
　　凝固系のモニタリング　16
　　抗線溶療法　32
　　産科 DIC　116
　　周術期の──　15
　　人工心肺手術と──　99, 100
　　輸血療法に関するガイドライン
　　32
point-of-care 検査→POC モニター
point-of-care 装置→POC モニター
PPSB®-HT「ニチヤク」　39
　　ワルファリンの緊急拮抗　54
ProCESS trial　122
PROMMTT study　64
PROPPR trial　64
protease-activated receptor-1　128
prothrombin complex concentrate
　　（PCC）→プロトロンビン複合体（濃縮）製剤（PCC）
prothrombin time（PT）→プロトロンビン時間（PT）
PT-INR →プロトンビン時間国際標準化比

RBC-LR　25
recombinant human soluble thrombomodulin（rhsTM）→遺伝子組み換え型ヒト可溶性トロンボモジュリン製剤（rhsTM）
red blood cells（RBC）→赤血球液（RBC）
rFⅦa →遺伝子組み換え活性型凝固第Ⅶ因子
ROTEM®
　　rFⅦa 投与前後の検査結果　57
　　外傷性凝固障害　62
　　肝移植と──　74
　　検査試薬と鑑別診断　20
　　周術期の血液凝固管理　57
　　周術期の止血凝固モニタリング

　　87
　　測定原理　17
　　測定パラメーター　19
　　使い方　74
　　トラネキサム酸投与後の──
　　76
　　ヘパリンの過剰作用　76
　　輸血療法に関するガイドライン
　　32
ScvO$_2$　122
SSCG　121
　　── 2012　122, 124, 129
stroke volume variation（SVV）→1回拍出量変化（SVV）
SvO$_2$　105

TASH スコア　63
TEG®
　　外傷性凝固障害　62
　　肝移植と──　74
　　検査試薬と鑑別診断　20
　　周術期の血液凝固管理　57
　　周術期の止血凝固モニタリング
　　87
　　人工心肺手術と──　99
　　測定原理　17
　　測定パラメーター　19
　　トラネキサム酸投与後の──
　　76
　　ヘパリンの過剰作用　76
　　輸血療法に関するガイドライン
　　32
thawed FFP　26
　　外傷と──　65
　　──に含まれる凝固因子活性
　　27
thrombin activatable fibrinolysis inhibitor（TAFI）　8
TIA →一過性脳虚血発作（TIA）
ticagrelor
　　血小板凝集能の変化　84
　　ブリッジング　81
tirofiban　81
tissue factor（TF）→組織因子（TF）
tissue factor pathway →組織因子経路
tissue factor pathway inhibitor

(TFPI) →組織因子経路インヒビター（TFPI）
tissue plasminogen activator（tPA）→組織プラスミノゲンアクチベーター（tPA）
transfusion associated circulatory overload（TACO）→輸血関連循環過負荷（TACO）
transfusion related immunomodulation（TRIM） 72
transfusion-related acute lung injury（TRALI）→輸血関連急性肺障害（TRALI）
TRAP test 84
trauma associated severe hemorrhage（TASH） 63
traumatic bleeding severity score（TBSS） 63

uPA 8

VerifyNow® 82, 83
von Willebrand 因子（vWF）
　immunothrombosis 127
　肝移植と── 72
　クリオプレシピテート 56, 65
　血小板機能モニタリング 82
　後天性 von Willebrand 病 94
　高分子量マルチマー 93
　止血機序と── 5
　止血と── 85
　マルチマー解析 94
　マルチマー解析と術後出血量の関係 100

warfarin-related intracerebral hemorrhage（WRICH）→ワルファリン関連脳出血（WRICH）

α_2 plasmin inhibitor → α_2 プラスミンインヒビター（α_2-PI）
α_2 プラスミンインヒビター（α_2-PI）
　肝移植と── 71, 73, 74
　止血機序と── 7
　人工心肺手術 95
　線溶系検査 13
　線溶系の抑制 8

　──と希釈性凝固障害 16
ε-アミノカプロン酸 88

和　文

あ行

アシドーシス 73
アスピリン 79
　休薬した場合の心血管合併症のリスク 80
　血小板機能モニタリング 83
　血小板凝集能の変化 84
　ブリッジング 81
アデノシン二リン酸（ADP） 6
アトニン® 113
アドベイト 38
アドレナリン 124
アナクト®C 39
アナフィラキシー様反応 55
アピキサバン 50
アプロチニン
　活性凝固時間（ACT） 12
　周術期出血 88
アルブミン 122
アルブミン製剤 36
アンスロビン®P 39
アンチトロンビン（AT） 13, 86
　遺伝子組み換え活性型凝固第Ⅶ因子（rFⅦa） 33
　肝移植と── 71〜73
　凝固系の抑制 7
　血液凝固カスケード 4
　産科 DIC と── 18
　──と播種性血管内凝固（DIC） 16
アンチトロンビン（AT）活性
　凝固・線溶のバランス 85
　凝固系検査 13
　抗血小板薬内服患者の── 84
　大動脈弁狭窄症（AS）の── 95
　敗血症性 DIC の── 121, 128
異型適合血輸血 112

一次止血 82
一次線溶 85
一過性脳虚血発作（TIA）
　$ABCD^2$ スコア 48
　ワルファリンによる抗凝固療法 47
遺伝子組み換え型ヒト可溶性トロンボモジュリン製剤（rhsTM） 128, 130
遺伝子組み換え活性型凝固第Ⅶ因子（rFⅦa）
　ROTEM® による検査結果 57
　外傷 65
　産科 DIC 118
　周術期の血液凝固管理 56
　周術期の使用 86
　人工心肺手術 99
　適応 108
　──と播種性血管内凝固（DIC） 16
　敗血症性 DIC 128
　輸血療法に関するガイドライン 33
　ワルファリンの緊急拮抗 54
インスリン 53
院内肺炎 124

ウリナスタチン 118
ウロキナーゼ型 PA（uPA） 8

エドキサバン 50
エプタコグアルファ 38
エリスロポエチン製剤 104

オキシトシン 113
オクトコグアルファ 38
オステオカルシン 51

か行

外因系(経路) 3
外因系検査 21, 74
回収式自己血輸血
　子宮摘出術 120
　自己血の保存方法 105
　輸血拒否患者 104
回収式自己血輸血装置 109

索　引　135

外傷
　　大量輸血のリスク因子　63
　　ダメージコントロール手術　67
　　低血圧の許容　66
　　──と damage control resuscitation（DCR）　63
　　──とフィブリン/フィブリノゲン分解産物（FDP）　67
　　──と凝固異常　61
外傷死の三徴　67
外傷初期診療ガイドライン（JATEC™）　61
解凍赤血球液　25
ガイドライン
　　血液製剤の種類と適応　25
　　血液製剤の使用指針　31
可逆性P2Y₁₂受容体阻害薬　81
拡張性心不全　76
活性型第Ⅴ因子　101, 130
　　血液凝固カスケード　3
活性型第Ⅶ因子　5
活性型第Ⅷ因子　101, 130
活性型第Ⅹ因子
　　血液凝固カスケード　3
　　アンチトロンビン（AT）　13
活性型プロトロンビン複合体製剤（APCC）　16
活性化部分トロンボプラスチン時間（APTT）　4
　　FFPの投与基準　86
　　回収式自己血輸血　104
　　肝移植と──　74
　　急性期DIC 診断基準　62
　　凝固活性の評価　4
　　凝固系検査　12
　　凝固・線溶のバランス　85
　　産科DIC　117
　　人工心肺手術　95
　　──と希釈性凝固障害　16
　　──と播種性血管内凝固（DIC）　16
　　敗血症性DIC の──　121
　　ワルファリン投与と──　50
　　ワルファリンの緊急拮抗　56
活性凝固時間（ACT）
　　凝固系検査　12
　　抗血小板薬内服患者の──　84

大動脈弁狭窄症（AS）の──　95
カリウム濃度　25
カリクレイン　8
カルシウム　41
カルバペネム系抗菌薬　125
肝移植
　　──と凝固・線溶系　71
　　──と輸血　73
乾燥濃縮人 AT-Ⅲ　39
乾燥濃縮人活性化プロテインC　39
乾燥濃縮人血液凝固因子抗体迂回活性複合体　54
乾燥濃縮人血液凝固第Ⅷ因子　38
乾燥濃縮人血液凝固第Ⅸ因子　39
乾燥濃縮人血液凝固第Ⅸ因子　39
乾燥（濃縮）人血液凝固第Ⅸ因子（/）複合体　54, 109
乾燥濃縮人血液凝固第ⅩⅢ因子　39
　　適応　108
乾燥人フィブリノゲン
　　産科DIC　117, 118
　　適応　108
肝損傷　61
灌流圧　106

希釈性凝固障害
　　回収式自己血輸血　120
　　凝固・線溶のバランス　85
　　抗血小板薬内服患者の──　84
　　周術期出血　87
　　周術期の──　15
　　人工心肺と──　99, 100
　　新鮮凍結血漿（FFP）　86
　　心臓外科手術　93
急性期DIC 診断基準　62, 125
凝固異常
　　外傷患者の──　61
　　産褥出血と──　113
　　周術期出血の──　103
凝固因子
　　血液凝固カスケード　3
　　止血に必要とされる──　85
　　自己血輸血　107
凝固因子製剤　36
　　──の適応外使用　109
凝固機能検査

緊急帝王切開　112
　　産科DIC の──　116
凝固機能測定装置　104, 117
凝固系検査　11
凝固障害
　　産科DIC　113
　　晶質液投与による──　66
凝固制御因子
　　──と血液凝固カスケード　49
　　──の血中濃度と血中半減期　50
凝固・線溶（系）
　　主な検査　12
　　肝移植と──　71
　　周術期の──　15
　　人工心肺と──　95
　　──と damage control resuscitation（DCR）　63
　　──と POCモニター　15
　　──の検査　11
　　──のバランス状態　84
凝固・線溶反応　67
凝固能
　　血液凝固カスケード　3
　　止血能と──　9
凝固優位型（DIC）　118
共通系（経路）　4
局所止血材　107
緊急帝王切開　112

クエン酸ナトリウム　41
クリオプレシピテート
　　外傷と──　65
　　産科DIC　117, 118
　　周術期の血液凝固管理　56
　　人工心肺手術　99
　　人工心肺離脱後の出血　97
グリコサミノグリカン　8
クリスマシン®M　39
クロスエイト MC　38
クロピドグレル
　　休薬した場合の心血管合併症のリスク　80
　　血小板機能モニタリング　83
　　血小板凝集能の変化　84
　　投与の再開　89

血圧　63
血圧コントロール　53
血液希釈　95
血液凝固
　　血液凝固カスケード　3
　　生体内の――　9
血液凝固異常→凝固異常
血液凝固因子
　　→凝固因子
　　→第Ⅰ因子（フィブリノゲン）
　　→第Ⅰa因子（フィブリン）
　　→第Ⅱ因子（プロトロンビン）
　　→第Ⅱa因子（トロンビン）
　　→第Ⅴ因子
　　→活性型第Ⅴ因子
　　→第Ⅶ因子
　　→活性型第Ⅶ因子
　　→第Ⅷ因子
　　→活性型第Ⅷ因子
　　→第Ⅸ因子
　　→第Ⅹ因子
　　→活性型第Ⅹ因子
　　→第Ⅺ因子
　　→第Ⅻ因子
　　→第ⅩⅢ因子
　　――と血液凝固カスケード
　　　49
血液凝固カスケード　3
　　――とビタミンK　49
血液凝固管理　55
血液凝固検査
　　凝固活性の評価　4
　　先天性凝固因子欠乏症の――
　　　5
血液凝固障害　67
血液凝固・線溶系→凝固・線溶(系)
血液製剤
　　治療のコスト　35
　　――の区分　104
　　――の種類と適応　25
　　――の精製方法　35
　　――の適応　36
　　――の保存液　42
　　輸液との混合　41
　　輸血用――　25
血液製剤の使用指針
　　治療の優先順位　31

血小板輸血の閾値　55
同種血製剤の適正使用　96
血液弾性粘稠度検査→弾性粘稠度検査
血管内皮細胞　5
血管内皮細胞傷害　126
血漿製剤
　　血液製剤の種類と適応　25
　　――の適応　36
血小板
　　PC投与後の増加数　56, 86
　　活性化――　7
　　凝固・線溶のバランス　85
　　止血機序と――　6
　　自己血輸血　107
　　人工心肺手術　95
　　――の下限値　85
　　輸液直後の予想増加数　86
血小板機能モニタリング
　　――の一覧　83
　　――の原理と種類　82
　　有用性と限界　82
血小板凝集　82
血小板数
　　回収式自己血輸血　104
　　肝移植と――　74, 76
　　急性期DIC診断基準　62
　　抗血小板薬内服患者の――　84
　　大動脈弁狭窄症（AS）の――　95
　　敗血症性DICの――　121
血小板製剤
　　血液製剤の種類と適応　25
　　人工心肺離脱後の出血　96
　　――の適応　36
血小板濃厚液（PC）
　　肝移植と――　72, 73
　　血液製剤の種類と適応　25
　　血小板凝集能の変化　84
　　血小板数　27
　　周術期の血液凝固管理　56
　　出血治療の優先順位　31
　　投与基準　86
　　投与後の血小板増加数　56, 86
　　投与の目安　26
　　――の投与率　24
血小板濃厚液HLA　25
血小板輸血

ROTEM®と――　74
肝移植と――　72, 76
――と血小板機能　84
血漿分画製剤
　　血液製剤の種類と適応　25
　　治療のコスト　35
　　――の精製方法　35
血栓　8
血栓症　74
血栓性合併症　81
血栓性リスク　83
血糖コントロール　53
血餅形成速度　74
血友病　53
限外濾過変法　99
献血ノンスロン®　39

高カリウム血症
　　赤血球液（RBC）投与と――　25
　　産科DICと――　116
抗凝固薬　118
抗凝固療法
　　AFに対する――　48
　　――中に脳出血を発症するリスク　47
　　脳梗塞発症リスク患者の――　47
抗血小板薬
　　血小板機能モニタリング　81
　　血栓のリスクと出血のリスク　79
　　周術期の――　80
　　――と血小板凝集能　82
　　――と輸血療法　79
　　ブリッジング　80
抗血小板薬2剤併用療法（DAPT）　81
膠質液
　　抗血小板薬内服患者　84
　　産科DIC　115, 116
　　――と希釈性凝固障害　16
　　――と血液凝固　95
　　敗血症の初期蘇生　122
　　輸血療法の適正化　31
合成血　25
抗線溶薬　118

索引　137

抗線溶療法
 APTEM　21
 POC モニター　32
 肝移植と――　74
 血液弾性粘稠度検査　117
 血栓症のリスク　74
 二次線溶の亢進　88
 輸血療法に関するガイドライン　33
好中球エラスターゼ　127
好中球細胞外トラップ　126
高張グリセロール　53
後天性 von Willebrand 病　93
抗プラスミン薬
 輸血の補助療法　87
 播種性血管内凝固（DIC）　88
高分子キニノーゲン　12
高分子量マルチマー　93
高用量ヘパリン　94, 95
コージネイト®FS　38
混合静脈血酸素飽和度（SvO$_2$）
 肝移植と――　73
 輸液管理　105
コンコエイト®HT　38
コンファクト®F　38

さ行

最大弾性粘稠度　74
最大溶解　75
先天性凝固因子欠乏症　5
産科 DIC
 線溶亢進　118
 フィブリノゲンの目標値　117
 産褥出血の原因　113
 有効な治療法　118
産科 DIC スコア　113, 115
産科危機的出血　114
産褥出血
 トラネキサム酸　118
 ――の原因　113
 ――の循環管理と凝固管理　111
 播種性血管内凝固（DIC）　111
子宮摘出　119
止血　5

止血異常　96
止血機構　5
止血機序　6
止血凝固機能　82
止血凝固モニタリング　86
止血能
 血液凝固カスケード　3
 凝固能と――　9
自己血輸血
 緊急時のための対策　108
 ――の問題点　107
市中肺炎　124
宗教的輸血拒否に関するガイドライン　103
重症敗血症
 ――の定義　123
 播種性血管内凝固（DIC）　122
出血
 産褥――　111
 治療のコスト　35
 治療の優先順位　31
 輸液・輸血療法の適応　32
出血性合併症　81
出血量
 減少させるための戦略　105
 動脈圧波形による評価　58
受動的下肢挙上（PLR）　123
循環動態
 肝移植　76
 肝損傷　65
 産科 DIC　116
 敗血症の初期蘇生　122
昇圧薬　124
晶質液
 ――と血液凝固　95
 ――と希釈性凝固障害　16
 ――と凝固障害　66
 敗血症の初期蘇生　122, 125
 輸血療法の適正化　31
消費性凝固障害
 凝固・線溶のバランス　85
 抗血小板薬内服患者の――　84
 抗線溶療法と――　89
 周術期出血　87
 新鮮凍結血漿（FFP）　86
 線溶亢進　89
 播種性血管内凝固（DIC）　88

静脈圧　105
静脈血酸素飽和度　105
ショック
 外傷患者の――　66
 産科 DIC　115, 116
 播種性血管内凝固症候群　121
ショックインデックス（SI）
 産科危機的出血　114
 超緊急帝王切開　113
ジルチアゼム　53
人工膠質液　73
 産科危機的出血　114
人工心肺（手術）
 血液凝固・線溶系の変化　95
 止血因子の推移　96
 止血治療アルゴリズム　98
 ――離脱後の止血困難　93
新鮮凍結血漿（FFP）
 thawed FFP　65
 肝移植と――　72, 73, 76
 血液製剤の種類と適応　25
 産科 DIC　116, 117
 周術期の血液凝固管理　56
 重傷外傷における輸血　64
 出血治療の優先順位　31
 人工心肺と――　99
 人工心肺離脱後の出血　96
 ――と医療コスト　58
 投与基準　86
 投与の目安　26
 ――によるアナフィラキシー様反応　55
 ――の成分　36
 ――の投与率　24
 融解後の保存期間　26
 容量負荷　117
 ワルファリンの緊急拮抗　53
心臓外科手術　93
シンデカン-4　128
心拍出量　105
心房細動（AF）
 抗凝固療法の選択肢　48
 ――と抗血小板薬 2 剤併用療法（DAPT）　81
 ――とワルファリン療法　52
 ワルファリンによる抗凝固療法　47

脊椎側彎症　103
赤血球液（RBC）
　　肝移植と——　72, 73
　　血液製剤の種類と適応　25
　　抗血小板薬内服患者　84
　　産科 DIC　116
　　周術期の血液凝固管理　56
　　出血治療の優先順位　31
　　大量輸血の予測スコア　63
　　投与の目安　26
　　——と希釈性凝固障害　15
　　——のヘモグロビン濃度　25
　　——の保存液　42
赤血球製剤
　　血液製剤の種類と適応　25
　　——の適応　36
赤血球輸血
　　肝移植と——　72
　　大動脈弁狭窄症（AS）　94
接触活性経路
　　凝固活性の評価　4
　　血液凝固カスケード　3
セフトリアキソン　125
セリンプロテアーゼ阻害薬　12
全血製剤　36
洗浄赤血球液　25
線溶（系）
　　——の活性化　8
　　——の抑制　8
　　フィブリンとフィブリノゲン　85
線溶因子　3
線溶均衡型（DIC）　125
　　DIC の病態　118
線溶系検査　13
線溶亢進
　　APTEM　76
　　外傷と——　67
　　産科 DIC　118
　　周術期の——　55
　　消費性凝固障害　89
　　人工心肺後の——　96
　　トラネキサム酸　106
　　フィブリン/フィブリノゲン分解産物（FDP）　13
線溶亢進型（DIC）　125
　　DIC の病態　118

線溶亢進検出検査　23
線溶制御因子　7
線溶優位型（DIC）　118
線溶抑制型（DIC）　125
　　DIC の病態　118

早期目標指向型治療　122
組織因子（TF）
　　EXTEM　74
　　止血機序と——　5
組織因子経路
　　凝固活性の評価　4
　　血液凝固カスケード　3
　　プロトロンビン時間（PT）　11
組織因子経路インヒビター（TFPI）
　　immunothrombosis　127
　　止血機序と——　5
組織因子提示細胞　5
組織（型）プラスミノゲンアクチベーター（tPA）
　　肝移植と——　73
　　人工心肺手術　95
　　線溶系の活性化　8
　　——とプラスミン産生　8
ソノクロット®　99

た行

第 I 因子　3
　　→フィブリノゲン
第 I a 因子→フィブリン
第 II 因子→プロトロンビン
第 II a 因子→トロンビン
　　活性化部分トロンボプラスチン時間（APTT）　12
　　人工心肺手術　95
　　——の血中濃度と血中半減期　50
　　半減期　75
　　プロトロンビン時間（PT）　11
第 V 因子
　　活性化部分トロンボプラスチン時間（APTT）　12
　　止血機序と——　6
　　——の下限値　85
　　プロトロンビン時間（PT）　11
第 VII 因子

　　——と血液凝固カスケード　3, 49
　　——の下限値　85
　　半減期　75
　　プロトロンビン時間（PT）　11
　　ワルファリン投与と——　50
　　ワルファリンの緊急拮抗　53
第 VIII 因子
　　活性化部分トロンボプラスチン時間（APTT）　12
　　クリオプレシピテート　56
　　止血と——　85
第 IX 因子
　　活性化部分トロンボプラスチン時間（APTT）　12
　　止血機序と——　6
　　——と血液凝固カスケード　49
　　プロトロンビン時間（PT）　11
第 X 因子
　　活性化部分トロンボプラスチン時間（APTT）　12
　　血液凝固カスケード　4
　　——と血液凝固カスケード　49
　　半減期　75
　　プロトロンビン時間（PT）　11
第 XI 因子
　　血液凝固カスケード　3
　　活性化部分トロンボプラスチン時間（APTT）　12
　　止血機序と——　6
第 XII 因子
　　immunothrombosis　126
　　血液凝固カスケード　3
第 XIII 因子
　　血液凝固カスケード　3
　　クリオプレシピテート　56
　　止血凝固　85
　　——の欠乏　108
第 XIII 因子欠乏症　5
代謝性アシドーシス　67
大動脈弁狭窄症（AS）
　　Heyde 症候群　93
　　高分子量マルチマー　94
大動脈弁置換術　100
胎盤剥離　111
大量出血
　　肝移植による——　72, 73

索　引　**139**

大量輸血プロトコール（MPT）　116
　　——の予測スコア　63
大量輸血プロトコール（MTP）
　　RBC と FFP の割合　116
　　外傷患者に対する緊急輸血　64
多臓器不全　121
ダビガトラン　50
　　——と腎機能　48
ダメージコントロール(手術)　61, 69
　　DECIDE スコア　68
　　外傷と——　67
　　産科 DIC　119
弾性粘稠度検査　17
　　抗線溶療法　117
　　産科 DIC　117
　　輸血療法に関するガイドライン　32

中心静脈圧（CVP）　122
中心静脈血酸素飽和度（ScvO₂）　122
貯血式自己血輸血　105

低アルブミン血症　73, 76
帝王切開
　　NICE 分類　111
　　緊急——　112
低カルシウム血症　73
低血圧　66
低体温
　　外傷死の三徴　67
　　肝移植と——　73
デクスメデトミジン　109
デスモプレシン　99, 100
鉄欠乏性貧血　104
電気生理モニタリング　106

透過光法　82
頭蓋内圧コントロール　53
等張アルブミン
　　肝移植と——　73
　　敗血症の初期蘇生　125
動脈圧　105
動脈圧波形　58
ドパミン　124

ドライヘマト→CG02N
トラネキサム酸　65
　　肝移植　74
　　産科 DIC　118
　　周術期出血　87
　　人工心肺手術　99
　　線溶亢進　106
　　——の高用量投与　88
　　モニタリング　76
トロンビン
　　遺伝子組み換え活性型凝固第Ⅶ因子（rFⅦa）　33
　　凝固・線溶系の検査　11
　　血液凝固カスケード　3, 4
　　人工心肺手術　95
　　——と血液凝固カスケード　49
　　——と播種性血管内凝固（DIC）　16
トロンビン活性　7
トロンビン活性化線溶インヒビター（TAFI）　8
トロンボエラストグラフ→TEG®
トロンボエラストメトリー→ROTEM®
トロンボキサン　6
トロンボポイエチン　71, 74
トロンボモジュリン
　　immunothrombosis　127
　　凝固系の抑制　7, 8
　　——と血液凝固カスケード　49
　　——と播種性血管内凝固（DIC）　16
　　敗血症性 DIC　130
トロンボモデュリンアルファ　39

な行

内因系（経路）　3
内因系検査　21
ナファモスタット　12

ニカルジピン　53
二次線溶
　　抗線溶療法　88
　　播種性血管内凝固（DIC）　125
　　フィブリン　85
ニトログリセリン　53

ニューキノロン系抗菌薬　125
乳酸値
　　外傷患者の——　66
　　重症敗血症　123
　　大量輸血の予測スコア　63

ノイアート®　39
脳梗塞
　　PT-INR と——　51
　　危険度の評価　48
　　ワルファリンによる抗凝固療法　47
脳出血
　　HAS-BLED スコア　51
　　PT-INR と——　51
　　——の急性期管理　52
　　ワルファリンによる抗凝固療法　47
ノナコグアルファ　39
ノバクト®M　39
ノボセブン®→遺伝子組み換え活性型凝固第Ⅶ因子（rFⅦa）
ノボセブン®HI　38
ノルアドレナリン　124, 125

は行

敗血症
　　重症——　122
　　——の診断基準　123
　　播種性血管内凝固（DIC）　122
敗血症性 DIC　126
　　遺伝子組み換え型ヒト可溶性トロンボモジュリン製剤（rhsTM）　130
　　感染由来の——　121
　　抗凝固療法　128
　　——に対する抗凝固療法　127
敗血症性ショック
　　ドパミン投与　124
　　敗血症の初期蘇生　122
敗血症バンドル　124
肺水腫
　　新鮮凍結血漿による——　55
　　容量負荷による——　117
バイパス療法　53
播種性血管内凝固（DIC）　7

non-overt DIC 診断基準　125
　　　overt DIC 診断基準　125
　　　新しい抗凝固療法　126
　　　外傷による――　67
　　　感染由来の――　121
　　　急性期 DIC 診断基準　125
　　　凝固系の抑制　7
　　　産褥出血　111
　　　消費性凝固障害を伴う――　88
　　　ショック　121
　　　診断基準　62
　　　――先行型羊水塞栓　119
　　　線溶均衡型――　125
　　　線溶亢進型――　125
　　　線溶抑制型――　125
　　　――の診断基準　125
　　　――の病態　123
バソプレシン　124, 125

ビタミン K　49
ビタミン K 依存性凝固因子
　　　――の血中濃度と血中半減期　50
　　　ワルファリンと――　11
ビタミン K エポキシド還元酵素阻害薬　48
ビタミン K 製剤　54
ヒドロキシエチルデンプン（HES）製剤　42
　　　敗血症の初期蘇生　122
ヒドロコルチゾン　125
非ビタミン K 阻害経口抗凝固薬（NOACs）　48
　　　――の抗凝固作用　50
びまん性出血
　　　抗血小板薬内服患者の――　84
　　　人工心肺離脱後の出血　97
病院前輸液　66

ファイバ®　38, 54
フィブリノゲン
　　　FFP の投与基準　86
　　　遺伝子組み換え活性型凝固第 VIIa 因子（rFVIIa）　33
　　　回収式自己血輸血　104
　　　肝移植と――　72〜74, 76
　　　急性期 DIC 診断基準　62

　　　凝固系検査　13
　　　クリオプレシピテート　65
　　　血液凝固カスケード　4
　　　抗血小板薬内服患者の――　84
　　　産科 DIC　116, 117
　　　止血機序と――　6
　　　人工心肺手術　95, 99, 100
　　　人工心肺離脱後の出血　96
　　　大動脈弁狭窄症（AS）の――　95
　　　大量輸血の予測スコア　63
　　　――と希釈性凝固障害　16
　　　――と血液凝固機能　57
　　　――と血液凝固状態　106
　　　ドライヘマトによる定量　62
　　　――の下限値　85, 87
　　　敗血症性 DIC の――　121
　　　半減期　75
　　　プロトロンビン時間（PT）　11
　　　輸血による上昇　37
フィブリノゲン HT「ベネシス」　38
フィブリノゲン製剤
　　　日本における使用状況　97
　　　輸血療法に関するガイドライン　33
フィブリノゲン濃縮製剤
　　　外傷と――　65
　　　周術期の血液凝固管理　56
　　　周術期の使用　86
フィブリン　6
　　　凝固・線溶系の検査　11
　　　血液凝固カスケード　3, 4
　　　線溶系の活性化　8
　　　――とトラネキサム酸　65
フィブリン塊　8
フィブリン重合　74
フィブリン重合能検査　22
フィブリン/フィブリノゲン分解産物（FDP）
　　　外傷と――　67
　　　急性期 DIC 診断基準　62
　　　抗血小板薬内服患者の――　84
　　　線溶活性化と――　85
　　　線溶系検査　13
　　　線溶亢進　13
　　　敗血症性 DIC の――　121

フィブリンポリマー　7
フィブリン網　7
フィブロガミン®P　39
副腎皮質ステロイド　124
腹部大動脈瘤人工血管置換術　79
フサン®　118
プラスグレル　81
プラスミノゲン
　　　肝移植と――　72
　　　線溶系の活性化　8
　　　――とトラネキサム酸　65
プラスミノゲンアクチベーター（PA）
　　　線溶系の活性化　8
　　　――とトラネキサム酸　65
プラスミノゲンアクチベーターインヒビター（PAI）　8
プラスミン
　　　肝移植と――　74
　　　止血機序と――　7
　　　線溶系の活性化　8
　　　線溶系の抑制　8
　　　――とトラネキサム酸　65
プラスミン-α_2 プラスミンインヒビター複合体（PIC）　13
ブリッジング　80, 81
プレカリクレイン　12
プロタミン　100, 101
プロテアーゼ活性化受容体-1　128
プロテイン C　86
　　　肝移植と――　71
　　　活性化――　8
　　　凝固系の抑制　8
　　　――と血液凝固カスケード　49
プロテイン S
　　　肝移植と――　71
　　　凝固系の抑制　8
　　　――と血液凝固カスケード　49
プロトロンビン
　　　血液凝固カスケード　3
　　　人工心肺手術　95
　　　――と血液凝固カスケード　49
　　　――の血中濃度と血中半減期　50
プロトロンビン時間（PT）
　　　FFP の投与基準　86
　　　下限値　85
　　　肝移植と――　74, 75

凝固活性の評価　4
　　凝固系検査　11
　　凝固・線溶のバランス　85
　　産科 DIC　117
　　──と希釈性凝固障害　16
　　ワルファリン投与と──　50
プロトロンビン時間国際標準化比
　（PT-INR）
　　FFP の投与基準　86
　　回収式自己血輸血　104
　　肝移植と──　72, 74
　　急性期 DIC 診断基準　62
　　凝固系検査　11
　　人工心肺手術と──　99
　　脳梗塞，脳出血のリスク比　51
　　──の計算法　51
　　敗血症性 DIC の──　121
　　ワルファリン投与と──　50
　　ワルファリンの緊急拮抗　55, 56
プロトロンビン複合体(濃縮)製剤
　（PCC）　99
　　WRICH の予後　58
　　周術期の血液凝固管理　56
　　ワルファリンの緊急拮抗　53
プロポフォール　111

ペニシリン G　125
ベネフィクス®　39
ヘパリン
　　活性化部分トロンボプラスチン時
　　　間（APTT）　12
　　凝固系の抑制　8
　　──検出検査　22
　　産科 DIC　118
　　人工心肺手術　95
　　──のモニタリング　12
ヘマトクリット（Hct）　116
ヘモグロビン（Hb）
　　回収式自己血輸血　104
　　外傷患者の──　66
　　肝移植と──　73, 76
　　抗血小板薬内服患者の──　84
　　産科 DIC の──　116
　　自己血の保存方法　105

　　赤血球液（RBC）の──　25
　　大動脈弁狭窄症（AS）の──　95
　　大量輸血の予測スコア　63
　　脳循環障害のある患者　56
　　敗血症性 DIC の──　121
　　輸血による上昇　37
ヘモクロン®　99

保存液　36, 42

ま行

マクロライド系抗菌薬　125

ミラクリッド®　118

メシル酸ガベキサート　118
メシル酸ナファモスタット　118
メチルエルゴメトリン　113
免疫グロブリン製剤　36

目標指向型輸血療法　21

や行

薬剤溶出性ステント（DES）
　　血栓症リスク　80
　　──と抗血小板薬 2 剤併用療法
　　　（DAPT）　81
輸液
　　血液製剤との混合　41
　　──と希釈性凝固障害　15
　　敗血症の初期蘇生　122
　　反応性の指標　123
　　病院前──　66
輸血
　　ガイドライン　31
　　拒否患者の周術期管理　103
　　抗血小板薬と──　79
　　宗教的輸血拒否に関するガイドラ
　　　イン　103
　　消費性凝固障害　89
輸血関連急性肺障害（TRALI）

　　37, 55
輸血関連循環過負荷（TACO）　55
輸血関連心不全　76
輸血用血液製剤　25

容量負荷
　　血小板濃厚液（PC）による──
　　　87
　　周術期出血　87
　　新鮮凍結血漿（FFP）　37, 54, 86, 87, 117
　　生理食塩液の──　107
　　ワルファリンの緊急拮抗　54

ら行

リコモジュリン　39
リジン結合部位（LBS）　8
リストセチンコファクター　94
リバーロキサバン　50
　　──と腎機能　48

ロクロニウム　111

わ行

ワルファリン
　　心房細動　81
　　治療中のモニタリング　50
　　──と抗凝固療法　47
　　──と腎機能　48
　　──の緊急拮抗法　53
　　──のヘパリンブリッジ　12
　　──の副作用　51
　　プロトロンビン時間（PT）　11
ワルファリン関連脳出血（WRICH）
　　52
　　──の予後　58
　　ワルファリン拮抗　55
ワルファリン拮抗
　　WRICH の予後　58
　　──の効果　55
　　──に用いられる薬物，血液製剤
　　　54
ワルファリン誘導性皮膚壊死　51

LiSA コレクション
症例で学ぶ周術期の凝固・線溶の管理　　定価：本体 4,800 円＋税

2015 年 10 月 20 日発行　第 1 版第 1 刷 ©

編　　者　　香取 信之
　　　　　　（かとり　のぶゆき）

発 行 者　　株式会社 メディカル・サイエンス・インターナショナル
　　　　　　代表取締役　若松　博
　　　　　　東京都文京区本郷 1-28-36
　　　　　　郵便番号 113-0033　電話(03)5804-6050

印刷：双文社印刷/表紙装丁：公和図書/本文レイアウト：TS スタジオ

ISBN 978-4-89592-830-4 C3047

本書の複製権・翻訳権・上映権・譲渡権・公衆送信権(送信可能化権を含む)は (株)メディカル・サイエンス・インターナショナルが保有します。
本書を無断で複製する行為(複写，スキャン，デジタルデータ化など)は，「私的使用のための複製」など著作権法上の限られた例外を除き禁じられています．大学，病院，診療所，企業などにおいて，業務上使用する目的(診療，研究活動を含む)で上記の行為を行うことは，その使用範囲が内部的であっても，私的使用には該当せず，違法です．また私的使用に該当する場合であっても，代行業者等の第三者に依頼して上記の行為を行うことは違法となります．

JCOPY　〈(社)出版者著作権管理機構　委託出版物〉
本書の無断複写は著作権法上での例外を除き禁じられています．複写される場合は，そのつど事前に，(社)出版者著作権管理機構 (電話 03-3513-6969，FAX 03-3513-6979，info@jcopy.or.jp)の許諾を得てください．